U0247273

EBERS

翻 开 生 命 新 篇 章

The Scientific Roots of Wisdom,
Compassion, and What Makes Us Good

智慧之书

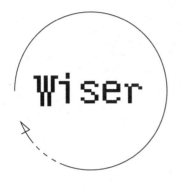

大脑
智慧简史

[美] 迪利普·杰斯特（**Dilip Jeste**）
[美] 斯科特·拉菲（**Scott LaFee**）　著

张稆元　译

中国原子能出版社
·北京·

科学普及出版社
·北京·

图书在版编目（CIP）数据

　　智慧之书：大脑智慧简史 /（美）迪利普·杰斯特，（美）斯科特·拉菲著；张稆元译 . —
北京：中国原子能出版社：科学普及出版社，2023.10
　　书名原文：Wiser: The Scientific Roots of Wisdom, Compassion, and What Makes Us Good
　　ISBN 978-7-5221-2790-3

　　Ⅰ . ①智… Ⅱ . ①迪… ②斯… ③张… Ⅲ . ①脑科学 — 普及读物 Ⅳ . ① R338.2-49

　　中国国家版本馆 CIP 数据核字 (2023) 第 117977 号

　　著作权合同登记号：01-2023-1662

策划编辑	王　微　　宗俊琳
责任编辑	付　凯
文字编辑	李琳珂
装帧设计	佳木水轩
责任印制	赵　明　李晓霖
责任校对	冯莲凤

出　　版	中国原子能出版社　科学普及出版社
发　　行	中国原子能出版社　中国科学技术出版社有限公司发行部
地　　址	北京市海淀区中关村南大街 16 号
邮　　编	100081
发行电话	010-62173865
传　　真	010-62179148
网　　址	http://www.cspbooks.com.cn

开　　本	880mm×1230mm　1/32
字　　数	243 千字
印　　张	9.5
版　　次	2023 年 10 月第 1 版
印　　次	2023 年 10 月第 1 次印刷
印　　刷	北京盛通印刷股份有限公司
书　　号	ISBN 978-7-5221-2790-3
定　　价	78.00 元

著者简介

迪利普·杰斯特（Dilip Jeste）

医学博士，健康老化与高龄照护中心资深副院长、李维纪念研究中心（Estelle and Edgar Levi Memorial）老化医学部主任，精神病学与神经科学系特聘教授，斯坦老化医学研究院（Stein Institute for Research on Aging）主任，健康老化中心主任，以及人工智能健康生活中心共同主任（以上机构皆隶属于美国加州大学圣地亚哥分校）。

斯科特·拉菲（Scott LaFee）

《圣地亚哥联合论坛报》（*San Diego Union-Tribune*）前编辑与科学专栏作家，现任美国加州大学圣地亚哥分校健康中心与卫生科学研究中心传播暨媒体关系主任。

译者简介

张稆元

医学译者，医药健康领域科普作家，"丁香医生"资深策划，毕业于武汉大学，曾于美国哈佛大学访学。

内容提要

智慧到底意味着什么？智慧有没有可能增长，甚至人为加速它的发育？

二十多年来，迪利普·杰斯特博士一直引领着人类对智慧生物学与认知根源的探索。他通过研究发现，智慧是一组非常真实且层次极深的特质。遍览不同文化与时代背景，智慧的人都富有同情心和共情能力，能意识到自己的天赋与盲点，能在不确定的情况下保持豁达、坚定、冷静，是无私的决策者，能从自己的经历中吸取经验，从多角度对事物进行观察，并常常带有冒险精神与幽默感。

书中认为智慧不等于智力，就像意识、压力或心理韧性一样，从根本上讲都是基于生物学的，能够研究、测量、改变与增强。通过行为、环境、生物学等方法进行科学干预，能够增强基于生物学因素的智慧。变得富有智慧是个过程，本书以智慧科学这门相对年轻的学科为基础，重新界定了智慧是什么，以及在任何生命阶段如何培育智慧，来有效面对生活的问题和挑战。

这是一条通往实现人类最高潜能的、振奋人心的道路。如果你想在家庭、工作、社会生活中成为更有智慧的人，这本书将告知你怎样才能做到。

献　词

致三个女子——我的妻子索那丽，还有我们的女儿沙法丽和尼鲁姆，以及三个男孩——我的外孙尼夏尔、基兰和阿尔俊。他们都在令我快速变得更智慧这方面尽了最大的努力。

——迪利普·杰斯特

致马尔莉·J，与你结婚是我做过的最明智的事情。

——斯科特·拉菲

补 充 说 明

书中参考文献条目众多，为方便读者查阅，已将本书参考文献更新至网络，读者可扫描右侧二维码，关注中国科学技术出版社医学官方微信"焦点医学"，后台回复"9787522127903"，即可获取。

目　录

导言　在人生路上寻求岁月之智慧

智慧不等于智力，它所涵盖的远比智力多得多。

　　当然，我们都想变聪明。我们都认识一些聪慧之人，对他们来说，理解世界的运作要容易不少。聪明人似乎能够理解复杂性。他们能够建立联系、发现模式，并高效又轻而易举地找到解决方案。他们是那些成绩全 A 的同学，那些有着绝妙计划或最佳方案来完成业绩的同事。他们能够在别人举目之前就看到"下一件大事"。

　　但许多聪明人并不幸福。他们似乎一直负担重重，处于压力之下。他们可能看起来只关心自己，令你不愿意寻求他们的建议，因为你不知道在他们那里谁的事更优先。你也不能总是预测出他们会对你的请求做出什么反应。他们可能会笑着说："当然可以。"他们也可能会生气。他们还可能对此漠不关心。

　　聪明是不错的（而且通常有利可图），但是如果我们的目标是过上更充实且有意义的生活，那么智慧就更有趣，也更有用。我并不是单纯地指追求幸福，幸福显然是主观的，而且经常发生变化。在此时此刻或你生命的这个阶段让你"幸福"的事情，在下个时刻，或者随着年龄的增长，可能就不会让你幸福。我们对幸福的观念会随着时间的推移而改变，也往往与其他人的观念不同。

当然，幸福是个好目标。随着你变得更智慧，幸福通常也会到来，但智慧主要是关于获得对生活意义更深入的理解，能够看到你将怎样，在哪儿融入更宏大的人生安排，以及如何为了自己和他人，做个更好的人。不是只有哲学家才能在生活中寻找并发现意义与目的。这么做与更加健康、健全有关，也许还与长寿有关，当然也与智慧有关。对生活中的理性意义有清醒认识的人，无论这个意义是什么，都比没有的人更幸福、更健康。他们也更睿智。

我们都认识睿智的人。智力是智慧不可分割的一部分。他们很聪明，也很热心，富有同情心。他们很老练，不仅在学术或商业方面，在为人处世方面也一样。他们思想开明。他们能倾听，也让别人感受到被倾听。他们善于反思，不会自私，并关注问题。他们愿意按照自己的信仰和信念行事，做正确的事，能开风气之先，也能孤军深入。智者之所以能成为值得信赖的意见提供者，是因为他们拥有卓然不群的特质、幸福感和冷静可靠的风度。他们似乎本能地知道怎样去处理别人觉得难以克服的个人问题。智者在混乱和不确定性中岿然不动、意志坚定。他们与众不同。我们其他人都想变得更像他们一样。

你知道的许多智者可能都很老，或者至少上了点年纪。智慧和高龄似乎是同义词。想想那些伟大的传奇人物与文学作品中的角色：摩西、海伦·凯勒和托妮·莫里森[1]、甘道夫、阿不思·邓布利多、尤达大师[2]（他在 900 年的生命中无疑学到了很多东西）。

---

[1] 托妮·莫里森（1931—2019 年），美国作家，1993 年获得诺贝尔文学奖。
[2] 甘道夫为《指环王》中的人物，阿不思·邓布利多为《哈利·波特》中的人物，尤达大师为《星球大战》中的人物。

又老又睿智。

年老但睿智。

两句格言如是说。我们都希望智慧能带来满足、幸福和平静这些果实，同时相应地减少压力、愤怒和绝望。但正如你将看到，智慧和年龄并不是不可分割的。

人格当然会起作用。心理学家将人格定义为一组具有特征性，而又连贯一致的思维、感觉和行为模式。这些模式，如社交能力或易怒性的个体差异，将我们每个人与他人区分开来。为什么你害羞内向，而你的手足同胞却是外向的社交达人？为什么同事们会对于错过截止期限感到恐慌，而你却不会？为什么你的老板总是生气？

智慧是一种人格特质，是构成并展现其特征的复杂人格组成部分，是对个性进行描述和定义的更大、更复杂的元素集的一部分。

变得睿智是一种性格加成。不过，为什么有些人比别人更具智慧、更有洞察力、对生活更满意呢？我们也必须老去才能变得睿智吗？人能更快地获得智慧吗？这些是我在漫长而富有启发性的职业生涯中，一直在上下求索的问题。

我青少年时代在印度生活，那时对西格蒙德·弗洛伊德为外行所写的有关释梦和解释生活中日常错误的书十分着迷。弗洛伊德是一位神经精神病学家。他认为所有的行为在脑中都有生物学基础。他断言，心理学是以生理学为基础的。我虽然不知道弗洛伊德对梦和口误的解释准不准，但被他强烈的感受所吸引：最终的答案在大脑里面。

因此，我决心多多了解这个神秘的器官，以及它的主要产物——心智。我进了医学院，要成为一名精神病医生，这在当时的印度是一个相当奇怪的选择。

当我21岁，在印度浦那完成医学院学业时，整个印度——当时全国有 5.5 亿多人口——受过训练的精神科医生总数可能不到 100 人。虽然我的家人和亲友没有试图阻止我，但我确信他们对我的选择感到疑惑。也许有人暗自怀疑我头脑是否清醒。

我对精神病学的兴趣集中在研究大脑本身。我在蒲那的医学院没有精神病学的研究项目，所以我搬到了孟买，在印度两位学术精神病学先驱瓦夏（N.S.Vahia）和杜恩加吉（D.R.Doongaji）的指导下，接受了住院医师培训。我学会了如何正确进行较为简单的临床研究，也发表了几篇论文。但很快，我就遇到了当时印度脑科学研究的天花板。这里根本没有足够的设施、医生和资源来完成我想做的工作，因此我前往医学研究的圣地美国国立卫生研究院（NIH）。在康奈尔大学完成了获得美国执业所需的另一项精神病学住院医师培训后，我在美国国立卫生研究院花了几年时间，研究了一系列精神病学课题与问题。1986 年，我再次跳槽，成为加州大学圣地亚哥分校医学院的教师，这里从那时至今都是个好地方，能开展振奋人心、富于合作的研究。它一直是我的学术之家。

我在加州大学圣地亚哥分校的早期工作主要集中在精神分裂症的性质和生物学上，尤其是在老年人中。在这段时间里，我从未完全摆脱年轻时对大脑的基本运作，以及其与智慧之间联系的迷恋。

但很长一段时间以来，作为一名科学家，我无法坦然从事这样的研究。十几年前，当我最终提出正式研究智慧的想法时，其他人包括同事和密友，都以各种各样的方式做出了反应，有看热闹的、批评的、同情的，有时甚至还伴有怜悯和沮丧。

他们告诉我智慧是个宗教和哲学概念，而不是科学概念。他们建议，如果我想避免被人嘲笑，或想成功获得项目资金，就不要谈论智慧研究。假如当时我是一名年轻研究人员，就很可能会被他们说服，在压倒性的负面传统智慧面前退缩。但是，由于我年龄比较大，也已经开启了学术生涯，我心甘情愿并做足了准备，来接受挑战。

我的大部分学术和职业生涯都追求对人类的大脑及其状况的了解，主要关注成年期，尤其是老年时期的认知和大脑功能方面。在过去的 20 年间，作为一名老年神经精神病医生，我主要关注"成功衰老"（aging successfully）这个概念，以及这一概念在幸福感和满足感方面意味着什么。这两个方面在大多数人的生活目标中肯定十分重要。

我们倾向于认为老年期，特别是中年以后的岁月，是身体、认知和心理、社会功能都逐渐下降的时期。对许多人来说，美国的老龄化问题，就是它的头号公共卫生问题——急迫、难免、令人担忧。

然而，许多老年人大器晚成。众所周知，有些艺术家、作家、法官和政治家，他们到了晚年仍充满活力、富于生产力、富有创造力、热衷于积极参与各种社交活动，并在很多重要方面为社会做出了贡献。例如，体重仅 99 磅的甘地 61 岁时领导了一场横跨 200 英里、为期 3 周的游行，以抗议英国的盐税，迈出了印度走向民族独立的重要一步。本杰明·富兰克林签署《独立宣言》时已经 70 高龄。纳尔逊·曼德拉在 76 岁时成为南非总统，4 年后与格拉萨·马谢尔结婚。日本医生日野原重明活到 106 岁，75 岁生日后仍出版了好几本书。安娜·玛丽·罗伯逊·摩西，以昵称"摩西奶奶"知名，在 76 岁时开始画画，创作了一千多幅作品，又活了 1/4 个世纪才去世。她的作品现在售价高昂。

老年人通常比年龄只有他们一半的人更加快乐。我和我的同事在 2016 年进行的一项研究中发现，成年人的心理健康水平会随着年龄的增长而改善，即便他们的身体健康水平有所下降。与年轻几十岁的人相比，老人们享有更高的生活满意度、快乐和幸福感，而焦虑、抑郁和主观压力水平更低。

我相信——这也是本书的基础——智慧，就像意识、压力或心理韧性一样，从根本上讲是基于生物学的。而就像所有其他的生物学功能一样，智慧也可以通过现代实证科学和医学方法，进行研究、测量、改变与增强。这么说并不能否定心理社会因素在智慧成长中的作用，也不能否认它的重要性。从身边伴着慈爱的父母和祖父母，到进入一所安全的学校，再到获得一个由亲友组成的支持网络，我们所经历的世界塑造了我们的人格，以及我们与他人共同生活在世上的方式。

行为和环境影响生物学因素，生物学因素也影响行为。这是件好事。这意味着我们每个人都可以通过各种手段——包括行为、环境、生物学方法与科技干预——来增强基于生物学因素的智慧。实际上，我们可以加速变得更具智慧。

这是个重要而大胆的主意。它颠覆了对智慧的传统理解。在人类历史的大部分时间里，对大多数人来说，智慧被认为是崇高而不可言传的，是需要一生去积累的经验教训。人们寻求智慧，但找到智慧需要时间，通常还要伴随鲜血、汗水和眼泪。智慧被认为是衰老带来的缥缈果实与回报。

但是，随着科学的不断进步，我们得以直接对运转中的大脑进行观测，并识别其所涉及的心理机制，包括形成记忆的神经元之间的电和化学信息模式。随着这些能力的不断增强，我们越来越能够做到在相对较短的时间内，积极、有意识地改变我们的心智与行为。事实上，科学家已经能够在实验动物中创造并消除记忆。如果我们都能改变脑神经纤维的织体，难道就不能为智慧织入新线吗？

我相信我们能做到。随着我们对人脑生物学因素（它所有不同的部分如何协同运作，来产生人类心智）的了解逐渐深入，我们将能够对它带来的结果进行扩大、缩小、修复、改进，并做出一般性的改变。

本书是一部前所未有的指南，目的是帮助你识别、理解、培育、促进已经存在于你内心的智慧行为。新的智慧科学提出的、基于生物学的智慧特质，越来越能够被测量、修改、扩展、增强。

唯一幸存的人类物种的学名是智人（homo sapiens），拉丁语"有智慧的人"之意。人类需要智慧。智慧具有进化上的重要意义，我们将在本书后文进行探讨。

尽管偶尔存在机缘凑巧，但科学通常是费力而缓慢的。这是一种力量。它能帮人们确保艰苦的努力之后，最终的发现或得出的结论更有可能是对的，而不是错的。智慧也是相似的，没有人能睡一觉醒来就变得睿智了，变得睿智是一个过程。这本书以智慧科学这门相对年轻的学科为基础，告诉读者怎样才能加速这一过程。

也许在读这篇简介时，你仍然保持怀疑。我完全能够理解，这也是科学思维的标志。长久以来，智慧似乎是转瞬即逝的，想想就很酷，但也只能想想而已。许多人，包括许多学者和科学家，都持怀疑态度。我经常和他们碰面。他们对这个话题表示惊讶。他们也有困惑与疑问。对他们和你们来说，这本书代表了我的答案和证据。这不是讨论的结束，而是开始。

如今，我们比以往任何时代都更需要智慧的力量和益处。在困难、恐惧和灾难的时期，在战争和全球大流行病的时期，这种需求尤其迫切。在这样的时刻，我们自己和领袖们都需要智慧，因为只有我们的集体智慧，才能改善人类的处境。

在本书中，我将与你共同踏上一段旅程。我希望本书能提供充分且具有说服力的证据，但更重要的是，能够启迪新的想法、见解、激励，以及对智慧不是个模糊的愿望，而是一种我们可以掌握、修改和增强的事物的期冀。其中，新兴的智慧神经科学，以及对如何有意识地提升智慧的理解，有望改变我们自己和我们所处的世界。我相信世界会变得更好。为了我们每个人，为了我们所有人。

第一部分
智慧是什么
What is Wisdom

不管你是想安装一个新水槽、重装汽车发动机，还是变得更有智慧，以下这句话都是做出改进的第一要义：你需要知道你正在使用的是什么，它怎样运转（管道、汽车发动机及本书所讨论的——你的大脑），还有怎么来确定你所做的事情真能让它比原先有所进步。

　　本书第一部分会解决这些问题，并为后面的章节打下基础。我会讲到"智慧"这一概念所具有的持久不变性，几千年来，它的含义竟然没有太大变化。我也会讲到与智慧相关的神经科学（它的很多特性藏在大脑里面的什么地方），以及新兴的科学工具。正是这些科学工具让人类对智慧的研究和探讨超越了哲学的沙龙，进入实验室。

　　我还将探讨年龄与智慧之间的联系，这种联系密切但没那么直接。随着年龄增长，人的智慧往往也会增加，但用奥斯卡·王尔德的话来说，有些人只有年岁虚长。同样，智慧有时在年轻人身上体现得更明显，而即便在这些早慧的幸运儿身上，它也要随着年龄和经验一同增长。

　　最后，我会介绍一种通过了同行学术评议的全新智慧衡量指标，叫杰斯特 – 托马斯智慧指数（Jeste-Thomas Wisdom Index），你在网上就能测一测。这是第一个基于智慧的以神经生物学为基础开发的相关量表。

第 1 章 定义智慧

在人类的所有追求中，对智慧的追寻更完美、更崇高、更能获益，也更充满乐趣。

——托马斯·阿奎那

无人能因偶然而睿智。

——吕齐乌斯·安涅·塞涅卡

- -

苏格拉底，这位生活在 2500 年前的古希腊哲学家，总是与"寻求智慧"这一命题产生关联。他的著名事迹是去雅典公民当中寻找智慧，最后却得出结论，说他遇到的任何人都没有他自己明智（而且基本都不怎么明智）。他还（根据柏拉图的说法）说出了这句超越时间的名言，"唯一真正的智慧，是知道自己一无所知。"

但苏格拉底并不是唯一一个热爱思考智慧本质的人。在《圣经》箴言书 4：7 中，作为智慧原型被铭记的所罗门王，宣称"智慧为首"。智慧也是《塞拜特》和《薄伽梵歌》最喜欢的主题之一。这两者中，前者记录了早至古埃及中王国时期（公元前 2000—公元前 1700 年）

的许多教导，后者也是印度教宗教和神学典籍（撰写于公元前400—公元200年，但基于历史或长达五千年的吠陀经），同样受人推崇备至。从孔子到佛陀，古代印度和中国的作家都对这个问题反复思考。同样，从古至今，从古巴比伦和阿卡德帝国，到欧洲的文艺复兴和理性时代，直至现代，无数哲人、神师、诗人和论者们也在思索何为智慧的本源。

尽管由于时、地、文化背景不同，人们围绕这一命题展开了多种多样的讨论与激辩，但总的来说，智慧的定义往往都是超凡拔群的，有些超出我们的掌控能力。智慧似乎存在于另一个层面。人们都觉得它既稀有，又激励人心。1922年，作家赫尔曼·黑塞写了一部小说，是关于一个名叫悉达多的人如何踏上自我发现的精神之旅。黑塞说，面对智慧，你或许可以发现它、经历它、加强它，并通过它创造奇迹，但"人无法传播它、也无法教导它"。

在开启对智慧的追寻时，我这样问自己：智慧到底是什么呢？怎么给它下定义？怎么测量？科学家们在思考及检验他们的想法与假设时会使用类似这样的硬指标，而很长时间以来，智慧都逃脱了这种量化过程。但正像对意识、压力、情绪、韧性和毅力这些人文传统中其他抽象概念一样，对智慧的探究也正在发生改变。人们开始逐步对其加以研究、校准和详述。在最近几十年前，硬科学的学者们还认为这些概念都没法定义、没法测量，背后更没有什么生物学基础。

伟大的美国科幻作家罗伯特·海因莱因说过："权威们总是会发出一些庄严宣告，说有的事永远做不出来、有的事永远不会发生。要是把这些宣告收集起来，科学史都能倒着写。"

现在实锤摆在面前，科学家们也没办法再说什么相反的话了。

今天，随着神经科学、脑成像技术、神经化学的进步，以及行为科学方法论的完善，严肃认真的科研人员全都接受了这一事实：从如何管理自己的情绪，到韧性和毅力，个人品质的所有这些方面都有生物学基础。这些生物学基础要么构成了社会心理因素的根基，要么与心理社会因素平行。这像是旷日持久的"先天与后天之争"的又一个例子，只是这个例子真的没什么争议。智慧的发展，无疑取决于你生活中发生的各种事情，但也取决于同样重要又无法摆脱的生物学因素。这种生物学因素对你如何学习、如何应对生活中的各类事件和教训，产生着极为深刻的影响。

比如说，韧性（resilience）① 这种人格特质。得益于纽约西奈山伊坎医学院的埃里克·内斯特勒和丹尼斯·查尼等学者的研究工作，我们现在对与韧性相关的神经生物学、基因、动物模型及分子通路都有了很多认识。更重要的是，我们开始研究行为和生物学上的方法，来加强这个特别有用的人格特质。

把"韧性"替换成"智慧"，我想说的也一样。

智慧不仅仅是年龄和经验的产物，也是不同的行为和人格特质的产物。这些都与脑内一块块互不相同但彼此相连的脑区有关。

萌芽时期的智慧科学

智慧就是大脑中，一个或几个相关神经回路的特定部分里面，神经元以特定的模式发射信号，产生了我们觉得很"明智"的行为。正是靠着生物学和行为科学，我们才可能把真正的智慧与陈词滥调区分开来。

20 世纪 70 年代，一场旨在对智慧进行定义和解释的科学运动正式拉开帷幕。当时，来自不同国家、不同实验室的许多科学家，不约

---

① 也可翻译为"心理弹性""抗压力"，指的是能够直面逆境与压力的应变能力和心理过程。

而同地开始追问智慧是什么，能不能进行测量。在德国，心理学家保罗·巴尔特斯跟他的妻子玛格丽特，还有其他同事一起，开始建立一套有关智慧的人类发展理论。这套理论试图通过研究，解释人在整个生命历程中，生物学、认知和社会 – 心理方面会发生什么样的变化。这是首个基于科学原理和方法论来分析人类智慧本质的实证研究尝试，找出了许多具体的、在长时间尺度下影响我们思考和行为方式的因素。

巴尔特斯和他的同事编制了一份要点清单，其中包括从头到尾贯穿人一生的发展历程；它会在各个方向和维度上发生变化；这是一个成长过程，也是一个衰退过程，但也具备流动性和可塑性；而且社会和环境因素有着强大的作用。最终，他们的工作衍变成了具有影响力的柏林智慧项目（Berlin Wisdom Project），他们所建立的智慧模型，也将智慧从本质上定义为"把握人生行为与意义的老练程度"。

柏林智慧模型非常强调知识和认知。对于研究智慧来说，这是个不错的开端，但还不够。因为智慧肯定不只是认知，它也包含情感。

在相对于柏林的地球另一边，加州大学伯克利分校的一个年轻研究生维维安·克莱顿同样对智慧的问题感兴趣。她的导师詹姆斯·比伦是老年学这门学科的创始人之一，让她对智慧问题提出挑战，要她通过开展科学研究来寻找答案。

克莱顿翻遍了有关智慧的各种文献——从古代文本到当代论文，收集各种关于智慧的讲论、典故并对情景进行重现，以此为依据建立了一套重要理论框架，将智慧视为一种心理结构。1976—1982 年，克莱顿发表了多篇值得重视的论文，为这个领域的学者建立了重要的基准。她宣称，智慧从根本上具有三个不同的组成部分：认知、反思和同情。这些组成部分可以由科学家来定义和测量。

其他人借鉴并拓展了巴尔特斯和克莱顿的开创性工作。其中有许多富有灵感和鼓舞人心的科学家，诸如哈佛大学医学院的乔治·维兰特、康奈尔大学的罗伯特·斯腾伯格、奥地利克拉根福大学的朱迪思·格鲁克、杜克大学医学院的丹·布雷泽、佛罗里达大学的莫妮卡·阿德尔特、温哥华兰加拉学院的杰弗里·韦伯斯特、芝加哥大学的霍华德·努斯鲍姆、加拿大安大略省滑铁卢大学的伊戈尔·格罗斯曼及其他学者。

这些学者深入探讨了智慧的本质，主要是在衰老、智力和幸福方面。但是对于智慧，仍然缺乏完全令人满意的理解。哥伦比亚大学心理学家，这个领域的领军学者厄休拉·施陶丁格曾不无讽刺地指出，"迄今为止，心理学中关于智慧的大多数实证研究，都集中在对智慧的定义进一步阐述上。"

从精神分裂症到智慧

对于智慧与年龄增长的关系，我个人的研究兴趣更关注具体可感的层面。它肇始于我在诸多研究中，特别是对严重精神疾病进行研究的一个意外发现。

20 世纪 90 年代，我还在加州大学圣地亚哥分校医学院开展针对老年精神分裂症患者的研究，被一项惊人的结果触动了。

精神分裂症是一种极具破坏力的精神疾病。从本质上说，精神分裂症是思想、情感和行为之间联系的破裂。有人称其为"心智的癌症"。而且，不像阿尔茨海默病主要在老年发病（所以曾被称作"老年痴呆"），精神分裂症通常在青春期或成年早期起病。从这一刻起，它的症状就会逐步走下坡路。被诊断为精神分裂症的患者会更早地患上躯体疾病，也一般比大多数人早去世 15～20 年，有时还会亲手结束自己的生命。

在精神分裂症患者中，20%～40%会尝试自杀，而5%～10%最终成功实施自杀。

不过，虽然精神分裂症常常在青春期或20岁前期发病，有些患者也能够带病生存好几十年。在我的研究中，我关注了几百位活到中年或中年以后的精神分裂症患者，对他们的生活进行长期跟踪研究。我自己和我同事的预期，是这些患者中很多人会更早发生失智（阿尔茨海默病或其他类型的失智），并伴有神经和生物学功能下降。传统的想法是，一旦诊断出精神分裂症，生命就只会逐渐陷入失能、疾病和绝望。事实上，"精神分裂症"一词的德语的意思就是"早老性痴呆"。

但我们的研究结果令人惊讶。我们发现，很多精神分裂症患者到中年之后其生活表现得很好。他们对药物有更高的依从性，因为他们从艰难的经历中得知，停药会导致复发和灾难性后果。他们更不容易滥用非法药物。与患上相同疾病的年轻人相比，他们的精神病复发更少，并且需要精神科住院治疗的可能性更小。随着年龄增长和治疗持续，我敢这么说——很多人对于疾病管理和过自己想过的生活，似乎都变得更加睿智。当我们最初发表这些研究发现时，有些学者甚至怀疑我们的研究对象是不是真的患了精神分裂症。

大约就在那个时候，电影《美丽心灵》上映。这部电影改编自西尔维娅·娜萨发表于1998年的，为已过世的诺贝尔奖得主约翰·纳什撰写的传记。纳什是一名出色的数学家，在青年时代就为博弈论带来了理论革命。这一成果使他获得了1994年的诺贝尔奖。纳什拥有的头脑是同时代人中最出色的头脑之一，而他也曾患有精神分裂症。

纳什在20多岁时确诊，并接受了多种治疗，从电休克疗法到胰岛素昏迷疗法，还使用了无数药物和心理治疗。他也经常住院。但这些努力似乎都收效甚微。他时常和家人同事分离，总是消失一段时间，寄出一些神秘的明信片，然后回到他曾作为学术明星工作过的普林斯顿大学，在校园里游荡，"形单影只，在他之前展示过惊人数学成就的数学系大楼那些黑板上，涂写着难以理解的公式"。

但随着纳什步入知天命之年，他的病情发生了变化。他的症状缓解了，他的状态开始好转，他也对自己的疾病有了新的洞察。等到60岁，他已经可以停用所有针对精神分裂症的治疗手段。他回到了研究和教学岗位上，重新成为普林斯顿大学的教职工。多年来，他首次在学术期刊上发表论文。他年轻时代的旧友们评论说："我们之前认识的那个纳什又回来了。"

他也不是完全没有症状。他仍然忍受着幻觉和妄想的发作，但他已经能够将这些与正常思维区分开来。他对他自己的心智产生了全新的认识。他学会了怎样在症状出现时保持自我，也会有意识地寻求使自己的思维和行为正常化，而不是屈服于精神疾病。1996年，纳什在给普林斯顿大学教授和老朋友哈罗德·库恩的信中写道："我除了依靠年龄增长带来的激素变化，没靠什么别的药，最终也摆脱了非理性的念头。"

纳什的故事刚好照应我们自己对精神分裂症患者的一些发现。这些人中，许多人青年时期在病魔手中遭受了极为剧烈的痛苦，但在以后的人生中逐渐找回了精神的健全。就算他们的身体随着年龄增长而衰退，他们的心智也比几十年前更加清醒。这是智慧的出现带来的吗？过了几年，我们又发表了一篇论文，文章指出，精神分裂症患者的智慧水平与他们的幸福感和功能水平存在相关关系。

要是像精神分裂症患者这样患有严重精神疾病的人，随着年龄的增长，尚且能够顶住身体健康状况的衰残，获得更多智慧、改善心理功能，那么一般人也会经历同样的过程吗？

此时，我已经被任命为加州大学圣地亚哥分校医学院斯坦老化医学研究所（Stein Institute for Research on Aging）的所长。我和同僚们一起，开始研究圣地亚哥社区中的数千名老年人。我们发放了调研问卷。有的研究对象来到了我们的实验室，也有的是我们进入研究对象家里、养老社区和其他场所进行调查的。我们对这个大众人群的研究结果，呼应了之前在精神分裂症患者中发现的"变老悖论"：随着年龄增长，人的身体健康水平下降，但精神健康水平和对生活的满意度上升。不是所有人都满足这一规律，但很多老年人——尤其是采取积极行动对生活进行管理的人——变得更幸福了。

2016年发表的一项针对1500名21—100岁成年人的综合研究显示，认为自己在逐渐老去的参与者们具有更高水平的安乐、韧性、乐观和幸福感，就算年龄增长损害了他们的身体功能。而即便把像收入、教育程度和婚姻这样的变量考虑进去，这个结论也依然成立。就像葡萄酒和好皮鞋一样，人也老而弥坚。

需要说明的是：这是一项横断面研究[①]，是历时多年的成功老龄化评估（Successful Aging Evaluation，SAGE）项目的一部分，也是针对社区随机成年人群的调研。所有的参与者都是美国加州圣地亚哥县的居民。这个研究队列中大概男女各占50%，年龄中位数66岁。20%的参与者教育程度为高中或更低，60%至少受过一些大学教育，还有20%有研究生学历。76%的人是非拉美裔白人，14%是西班牙裔或称拉美裔，7%是亚裔，1%是非裔，2%来自其他族群背景。横断面研究是观察性的，不区分孰为因、孰为果，仅能反映从目标人群中收集到的一些洞察。

年龄越大越幸福，这种反直觉的结论令人振奋，但也令人费解。要是一个人从早上起床就要面对一大堆身体上的疾病，诸如关节炎疼

---

① 一种研究方法，采用询问、观察、实验室检验或其他方法对某一研究样本人群在某一时间截面内的患病情况或健康状态进行调查。

痛、前列腺肿大，还要时刻面对令人揪心的提示，接下来的一整天里将不会有亲朋好友陪伴，因为他们都不在人世了——这还怎么幸福得起来？

同样，其他的质疑也出现了：这个现象会不会仅仅是老年人接受了衰老带来的损失无法避免这个事实的结果？还是真的表明，随着年龄的增长，大脑的某些功能会获得增强？是不是人真的越老越有智慧？

这让我想到了最初的，也是最紧迫的问题：智慧究竟是什么？

科学家所了解到的智慧

要研究一个新主题，第一步往往就是要回顾既有的文献，为的是保证自己不会闭门造车，或者在已知的领域里打转，所以我也这么做了。托马斯·"特雷"·米克斯是我当时的研究助理，跟我一起进行了文献梳理——尤其是储存了海量信息的 PubMed 和 PsycINFO[①]两大数据库，来回顾所有从实证角度，而不是宗教或哲学角度定义智慧的论文。我们发现了德国的巴尔特斯，以及其他老年学家、社会学家和心理学家们做的后续研究，大部分来自欧洲和美国。这些研究似乎有个共识，就是智慧是一种由很多"组成部分"组成的复杂特质。

但具体包含哪些"组成部分"呢？这就会由于定义不清晰而产生不确定性。要是"智慧"连一个普遍、公认的定义都没有，科学共同体怎么能真正理解它呢？所以特雷和我就着手给出这个定义。我们建

———————————
① 论文数据库，PubMed 主要收录生物医学领域文献，PsycINFO 主要收录心理学领域文献。

了一张表，把不同研究者给出的所有单独的组成部分列进去，发现下列组成部分在不同的定义里面出现的频率较高：共情①（Empathy）和同情②（Compassion）等亲社会行为，情绪调节，认识到生活的不确定性并具有决断力、洞察力和自我反思的能力，生活常识，以及社会决策。

不过，就算我们在有关智慧的研究中发现了这些共性，新的问题也随之而来。这些论文大部分都是西方的科学家写的，他们在西方的实验室里工作，研究的也是相当同质的人群。但智慧难道不是一种与文化有关的概念吗？世界各地对智慧的定义是否不一样？全球其他地区的学者，没在我们所研究的那些期刊上发表过文章，他们对智慧的定义呢？我们意识到，要想让我们的研究真正有价值，我们还得扩大探寻范围。所以，我们开始寻找国际上研究智慧的、在这个领域发表过论文或出版过专著的专家。

整个过程既复杂又累人，但基本上由几轮调查构成，专家们匿名对有关智慧的表述进行分析，去粗取精。这种方法叫作德尔菲法（Delphi method，也叫专家调查法），目的是找出一个总体共识。

最终，文化背景多元的专家们得出了一些结论：智慧是一种由经验驱动的高级认知和情感发展形态，可以被测量、学习和观察。我们都知道一些人是智慧的典范。

接受我们访谈的专家一致认为，智慧确实会随着年龄的增长而增加，也具有独特的个人性和明显的个人特色，但它不太可能通过服用药物来增强（至少目前还没办法）。

不是每位专家都同意智慧定义中的每个细分项，但在几个方面达成了共识。事实证明，这些方面与特雷·米克斯和我在之前文献综述

---

① 也可译作"移情""同理心"。
② 也可译作"同情心"。

中找到的"智慧的组成部分"非常相似。

亲社会的态度和行为

亲社会性包括共情、同情和利他。这些术语具体指的是什么？ 共情是理解和分享他人感受和想法的能力；同情则能够将共情转化为有益的行为。利他与利己相反，指的是在不期待任何外部回报的情况下帮助他人的行为。你能设身处地为他人着想吗？你助人为乐吗？ 在心理学中，有一个概念叫作"心智理论"[①]（theory of mind）。它描述了将心理状态——信念、欲望、情感、知识——归因于自己和他人的能力。心智理论对于同情这样的行为至关重要。在同情的行为中，我们经常由于认识到自己与他人彼此相连而采取行动。

情绪稳定性与幸福感

这种能力让人保持自我控制，同时更喜欢积极的感受，而不是消极的感受。古罗马诗人贺拉斯曾说过，"愤怒是一种短暂的疯狂"。在不加思索的血气驱使下，人很难把事做好。

具有平衡的决断力，同时接受不确定性

不确定性意味着要承认世间存在着不同但同样有效的观点，而且随着时间的推移，以及知识、经验和见解的更新，事态会发生变化，一个人根深蒂固的思想和信念也会发生变化。不确定性还意味着，要认识到其他人可能抱有的信念、愿望、意图和观点，具有不同信仰体系的人未必是邪恶或低智的。不过，尽管我们接受生活中存在的不确定性和各种各样的观点，我们也不能总是优柔寡断。即便知道当前作

---

① 一种理解自己及周围人类的心理状态的能力。

出的决定，之后有可能被证明是选错了，人也必须在需要采取行动时，根据现有信息，果断决策。决定什么都不做也是一种决定。

反思和自我理解

这些包括洞察力、直觉和自我察觉。你能分析你的自我，还有你的动机、你的优势和劣势吗？真正了解自己比想象中要困难得多。

社会决策和实用的生活知识

与社会推理、提供良好建议的能力，以及分享生活知识和生活技能有关。有智慧而不分享，不是存留智慧，而是失掉智慧。

我们做个总结：上述这些组成部分就是智慧的基础。不过，它们不是彼此分离的。恰恰相反，它们都有很多共性，有些以令人惊讶的方式重叠。然而，就像柱子一样，它们都显然是智慧的基石。人需要所有这些能力，尽管对不同的人而言，各个组成部分的水平可能有所差异。

在我们进行了第一次智慧调查的几年后，我课题组中一位名叫凯瑟琳·班根的研究员同米克斯和我一起，对文献进行了第二次综述，根据更新、更前沿的评估类型，来进一步完善智慧的实证定义。新研究在很大程度上证实了旧的结论。智慧的基本组成部分还是我们之前描述的那些，但增加了一个重要的新元素——灵性，还有两个不太常见的组成部分：对新经验的开放性和幽默感。

"智慧的科学"正在走向成熟。

灵性

需要注意的是，灵性不等同于宗教性。宗教性通常指有组织的或来源于文化的信仰系统。宗教在本质上可以是具有灵性的，而且往往具有灵性，但它的实践在不同的社会里及世界各地有很大差异。灵性是一个更普遍的常量，是人类对比个体和社会更大的事物产生的核心信念。它会带来一种谦卑的感觉，以及超越日常生活压力的安慰。灵性可以包括宗教，但它可以有更多内涵，也囊括了更多的层面。

对于我们界定的智慧定义，有一种批评声音是从一个特别的角度提出的：既然智慧是一种文化概念，或许在古代，人们就会对其有不同的看法。也许所罗门的智慧与今天的智慧并不是一回事。于是，更深入地了解在遥远的过去人们是如何定义智慧的，就成了我们的任务。我从小在印度长大，研读过《薄伽梵歌》。这是一首 700 节的长诗，写成于公元前 500—公元前 200 年，成文的基础又可以追溯到至少几千年前的瑜伽传统（包括理论和实践）。在加州大学圣地亚哥分校一个医学人类学家的建议下，我的研究员伊普斯特·瓦西雅跟着我，对《薄伽梵歌》的线上英译本进行了研究，在文本中搜索"智慧"（wisdom）和"睿智"（sagacity）这两个词，以及其反义词"愚蠢"（foolishness）和"愚笨"（folly）。我们查看了这些词经常出现的上下文，这让我们能够识别诗文中智慧的组成部分。

比如说，《薄伽梵歌》中有这么一段："欲望形同烈火，从来难以满足。智者永恒之敌，是它蒙蔽智慧。"（3 章 39 节）。因此，《薄伽梵歌》认为平和是一种重要的美德。智者的特点是平衡：没有极端的情绪，不管是消极的还是积极的。智慧意味着不管是欢喜还是哀痛都得到同样的对待。我们认为这指的是情绪调节能力。

《薄伽梵歌》中的许多诗文都与同情和利他有关。例如，"坚持智慧瑜伽，自制，敞开手布施"（16 章 1 节）。《薄伽梵歌》认为，智者富有同情的行为。为了奉献而奉献、不为物质回报而奉献，也是智慧的一个要素。我们将其标记为亲社会行为。

我们在发表于《精神病学》期刊上的一篇论文指出，总的来说，我们的文献综述、国际专家共识中的智慧组成部分，与我们在《薄伽梵歌》中发掘出的内容惊人的相似。

确切地说，两者有些差别。《薄伽梵歌》所强调的敬爱神明、摒除物质追求，在现代西方的智慧概念中并不太重要。但与两者的相似之处相比，这些差异的意义相形见绌。这实在是很大的惊喜，说明智慧的基本概念在几千年间、在不同文化中，并没有发生根本的改变。对我来说，这进一步说明智慧是有生物学基础的。

我当时特别激动。对智慧，我们有了一个公认的定义，也已经确定，这个定义基本上不会随着时间的推移而改变。事实上，历经数千年都没什么变化。但下一步研究将带我们走得更远，进入由当今科学所开启的学术前沿。要想帮人变得更有智慧，我们就需要探索大脑本身，进入与智慧有关的神经生物学，找出智慧的这些组成部分究竟存在于大脑的哪些特定区域。

在第 2 章中，我们将深入探讨与智慧有关的神经科学。

第 2 章　智慧的神经科学

现在我们知道，这个曾被认为是非物质的灵魂，可以用小刀把它一分为二，用化学物质改变它的形状，用电使它开始或停止工作，狠命一吹或缺乏氧气会使它烟消云散。

——斯蒂芬·平克《心智探奇》

要是人脑那么简单，以至于我们能完全搞懂它，那我们自己也不过是些简单的生物，不可能搞懂自己的大脑。

——埃默森·普格，卡内基理工学院研究员

我在导言部分提到过，十几岁的时候，我喜欢阅读西格蒙德·弗洛伊德关于解释梦境和生活中日常错误的流行书籍。弗洛伊德会从对一个梦或一个（"弗洛伊德式"）口误的描述开始讲一个故事，然后利用来自这个人往昔或如今的行为线索，来解读其潜在的（与他精神分析理论一致的）含义。

所以，根据他的理论，有些呓语会透露出无意识的想法。有人可能想说"你在这里我很高兴"，但实际上说的是"你在这里我很生气"。

据称，后者才能代表说话者的真实情绪。弗洛伊德为这些错误赋予了很多隐藏的意义，而对我来说，读他的书就像读阿加莎·克里斯蒂的悬疑小说，套路是从一桩谋杀开始，克里斯蒂笔下的侦探主人公会利用各种行为和环境线索来识别罪魁祸首，从而解决掉这个案子。

但在这里，我们谈论的不仅仅是谋杀的念头。弗洛伊德认为，一切行为在大脑中都有对应的生物学基础。梦是解决某种心理冲突的无意识过程，通常埋藏着很深的过往，由最近发生的事件引发。这种行为意味着本我带来的高压的、竞争的欲望，由原始冲动、本能冲动和不受限制实现愿望的潜意识所驱动，而不是由理性的自我，或由社会的价值观、道德和期望塑造出来的，那个严厉的、惩罚性的超我①所驱动。

我不知道弗洛伊德对梦和口误的解释有多准确，但我得出的结论是，最终的答案藏在那个物理的脑中。我对思维和脑的迷恋随着时间的推移而愈发增加。

我们大多数人在很多情况下会将脑（brain）和心智（mind）这两个词互换使用，这是有一定道理的，因为它们无法被拆开。但脑和心智显然是不同的东西。脑是个物理对象，而心智不是。脑由神经细胞、血管和有形组织构成。它具有确定的形状、重量和质量，有着独特的外观，并具有像果冻一样的黏稠质地。

心智是脑的一个功能，由其产生的思想、情绪、行为和行动，是由所有脑细胞之间，以及脑与身体中其他细胞的相互作用所引发的，也与各种外部刺激有关。心智没有形状、重量和质量。我们的身体感官无法看到或感觉到它。它只能被另一个心智探测到。

如果存在一种对智慧的永恒、普遍的理解——当我们看到它时我

---

① 弗洛伊德把人格分为本我（id）、自我（ego）、超我（superego）三个层面。

们就能知道，并且经过很多个世纪——那么智慧必须在某种程度上是以硬件形式存在于我们的大脑中的，这似乎是有道理的。这也是进化的基本规则：自然会把有效的东西保存下来。但真实的硬件在哪里呢？我们又如何找到它？

论文中的脑

你身体的每一个器官都有着独特的形状，但没有比大脑更独特的了。它有着半球形、椭圆状的外观，以及标志性的、扭曲的凸起和凹槽，称为脑回和脑沟。当我们活着时，我们的大脑甚至不只有一种颜色。它有粉红色、红色、白色、黑色，以及五十度灰色[1]。

人脑是一眼就能认出来的，也是产生我们想法和沉思的那不知疲倦的主体（和发起者）。然而，它仍然是科学界最大也最持久的谜团之一。用温斯顿·丘吉尔的话说[2]，是包裹在皱巴巴的皮质中的一团谜中之谜。我们对星辰如何诞生的了解，可能都要比我们对顶在自己脊椎头上那块3磅重的杂色组织中，发生的电化学机制、细胞机制和分子机制了解得更多，而且其中大部分还都是水。

那么，怎样才能找到类似于共情、自我理解和情绪控制等，各种智慧元素在大脑中的位置呢？

在2009年的一篇论文中，我和特雷·米克斯从一个简单的想法入手。我们在谷歌上搜索了两个术语：智慧（wisdom）和神经生物学（neurobiology）。后者是研究神经系统（即大脑和脊髓）的解剖学、生

---

① 此处是电影《五十度灰》（*Fifty Shades of Gray*）的双关。

② 典故出自1939年丘吉尔发表的一场演说，形容俄国是"神秘中的谜语，包裹在谜团之中"（A riddle wrapped in a mystery inside an enigma），即"谜中之谜"。

理学和病理学的学科。我们的搜索没有找到太多相关的内容，搜出来的结果主要是由名叫魏斯德姆（Wisdom）的作者发表的其他学科的论文，或者关于智齿[①]的论文。

这倒挺逗，但令人挫败。在标题或关键词中同时包含"智慧"和"神经生物学"的文章连一篇都没有。我们需要试试别的途径。因此，我们扩大了搜索范围，把除了"智慧"和"神经生物学"以外的许多术语囊括进来，也增加了智慧的个别组成部分，如"同情"。我们还增加了与智慧组成部分丧失或衰减相关的疾病和状况，如"反社会人格障碍"，这种疾病的特征是缺乏同情。我们也添加了相关的科学术语，像"神经解剖学""神经回路""神经化学""遗传学"和神经生物学的其他领域。

这样找到的论文开始迅速多了起来。当我们研读有关大脑成像、神经生理学，以及其他将智慧的各个组成部分与大脑特定部位进行关联的神经生物学研究报告时，我们有了令人惊讶的发现。在这些研究中，有几个脑区一次次出现，其中最引人注目的是前额叶皮质和杏仁核。这表明这些脑区可能与智慧在大脑中的存在有关。

但还有个重要的问题仍然存在。虽然我们更了解了与智慧各个组成部分相关的神经生物学，但这并不一定能告诉我们有关"智慧"这个整体的情况。智慧的不同组成部分是怎样产生关联的，它们怎样结合起来，产生这种单一而复杂的特征？大脑的不同区域具有不同的功能，但它们以一种具有意义的方式相互连接，从而建立起特定的神经回路。

为了尽量克服这个与智慧有关的复杂问题，我们需要先了解这一领域的背景和通用的词汇。

---

① 智齿英文为 wisdom teeth，其中含有智慧（wisdom）一词。

脑内漫游地图

当我们讨论脑这个神奇的器官时，有几件事要记住。首先，本书给出的"人脑地图"是高度简化的。这是一本入门读物，而不是教材。其次，尽管我们将深入研究脑的特定区域，并往往强调其中非常特定的功能，但必须要认识到，人脑是作为一个整体持续运作的。最后，这是一个对所谓"正常人脑"的巡游：我们研究的大脑健康且发育完全，不受重大疾病、先天畸形、物理损伤、不良饮食或生活方式，以及年老的影响。

人脑由三个主要区域组成，即大脑、小脑和脑干。大脑有两个半球，即右半球和左半球；每个半球都包括四个叶，即前面的额叶、后面的枕叶、中间的顶叶和颞叶。

大脑的外层由灰质组成，其中包含神经元及突触，也就是神经元的连接。这部分叫作大脑皮质。从研究智慧的角度来看，人脑最重要的部分是额叶皮质的前部，即前额叶皮质（prefrontal cortex，PFC），以及杏仁核。对横跨不同动物物种的大脑进化史进行对比可知，前额叶皮质是形成最晚的脑区，也是最新的脑区。跟其他物种相比，人类拥有相对更大的前额叶皮质。它位于我们的额头后面，基本上占据了我们大脑的前 1/3。相反，杏仁核是一对杏仁状的小器官，存在于人脑最古老的部分——边缘系统的深处。它位于脑干的顶部，并或多或少普遍存在于各种具有脑部的动物中。

要找到边缘系统的确切位置，我们需要将脑的进化发展视为这么一个过程：脑子像个球，这个球随着新脑层、新脑区的增加和扩大，也逐渐变得越来越大。更原始的物种，其脑部主要由边缘系统组成。其中没有多少组织，即便有，也不会专门用于发展出有意识的思想等更高层次的功能。另一方面，人脑是数百万年进化与自然选择的产物，其中的结构层层叠叠，都是为了更好地生存而做出的修修补补。当然，边缘系统仍然存在于人脑中，调节着呼吸和血流。它还维系着多种其他的基本功能，如情绪、记忆和嗅觉，但如今它被更大的大脑所包围。大脑是更高层次思维的家园，而较小的小脑和后脑则藏在大脑的后面与下面，管理着运动控制功能。

想象一下，将人脑平铺在桌子上，就像展开折叠的地图一样，把我们脑中所有的皮质皱纹抚平。这些皱纹是为了提供更多表面积、缩短两点之间的距离而形成的。你铺开的脑部约有 2500 平方厘米，大小跟一块小桌布差不多。这个心智的"百业场"容纳着不同的区域，其中有些包含智慧的组成部分。

我们心智探寻之旅的第一站自然是前额叶皮质。这个区域的高级性与复杂性都无可争议，亲社会的态度和行为也存在于此。这种态度和行为代表着人们许多与生俱来的信念和理解：为共同利益而努力；助人就是助己；人人皆愿一切更大更好。共情和利他都是亲社会的态度，它们有着深厚的生物学根源。当我们微笑着，看着孩子乐呵呵吹灭生日蛋糕上的蜡烛，或者在目睹电影凄美的场景中忍不住抽泣时，我们前额叶皮质中的镜像神经元会发射信号，信号的模式与眼前人相同。具有更大的无意识躯体模仿效应的人，在自我报告的利他态度与行为中评分更高。当这些人说他们能"感同身受"时，他们真的感觉到了，至少在他们的脑海里。

显然，比起一个人与另一个人脑中的神经元一致地放电，人类的共情和利他要更为复杂。除了少数例外，我们都受自己对他人情绪、意图、信念和欲望的理解能力支配，尤其是当别人在这些方面与我们自己不同时。我能凭直觉推测你在想什么，因为我认为你和我的心智规律相似，尽管我们可能会得出不同的结论。这个原理使我能够理解、解释和预测他人的心理状态与行为。没有它，人就不可能建立社会联系，也就没有机会变得更有智慧。

我们的第二站也位于前额叶皮质，以及其附近的前扣带皮质、后颞上沟和颞顶交界处：社会决策和生活实用知识的家园。这些术语确实挺奇怪，它们从根本上描述了每个人怎样了解自己、他人，以及知道如何应付生活中不断变化的环境和问题。这些是我们在人生进步时需要对付的"事实"，比如间接理解哭泣的孩子或悲伤的寡妇需要安抚与慰藉，而不是尖锐的责备或轻蔑的鼻息。

在前额叶皮质和背侧前扣带皮质附近，住着智慧的第三个主要组成部分：情绪调节或内稳态。后一个词是体内保持平衡的另一种说法。我们的身体——其实宇宙的方方面面也是如此——都在寻求稳态，一种朝着稳定前进的不懈努力。我们的身体每时每刻也都在朝着稳态努力，调节各项内部条件，以达到理想的平衡：太热时出汗，太冷时发抖，需要水或食物时发出口渴或饥饿的信号。

心理上也没什么不同。不够稳定，就没有智慧。要是你总生气，或总被负面情绪所吞噬，就无法明智地行事。5世纪的论者觉音尊者曾经写道，心存愤怒就像抓着一块热煤[1]，会让人时刻想把它扔给别人。你也可能成为那个会被烧死的人。情感与认知、感觉与思维，这些阴阳必须平衡。生气和嫉妒可能有充分的理由，偶尔还有价值，但人必须巧妙地管理这些情绪，达到明智的目的和结果。同样，常常糊涂或盲目乐观也是荒谬的。

让我们再在前额叶皮质这个叫作"内侧前额叶皮质"的部分逗留片刻，其中包括后扣带回、楔前叶和顶下小叶。在这个脑区，我们将发现智慧的第四个主要组成部分：反思和自我理解。

古希腊人有句谚语："Gnothi seauton"[2]，认识你自己。这或许比其

---

[1] 出自《清净道论》。
[2] 为"认识你自己"希腊语的拉丁转写。

他的智慧组成部分都更广为人知。反思，即通过仔细考虑，将特定主题上的思想进行聚焦，是智慧的基础。很难想象我们常听说的典型智者，像所罗门王、亚伯拉罕·林肯、伊丽莎白一世或马丁·路德·金这样的人，会不假思索地行事，不权衡后果。没有人知道所罗门是什么样子，但你可以看到林肯面对艰辛思考和艰难决定的挣扎，我们也可以在马丁·路德·金情感充沛但富有理性的语言和劝告中，听见这些声音。"轻率的智慧"本身就是个矛盾。

在前额叶皮质中，和前扣带皮质的正下方，是对生活不确定性的意识所在的地方。在这里，我们学习并接受基于新知识、经验和见解产生的新思想和信念，也磨炼自己对他人的容忍和接受力。没有容忍，就没有共情、同情、联系或纽带。容忍不同甚至相反的观点的重要性，对智慧来说并不亚于自我反省或亲社会的态度。它是从多个角度看待生活、人和情境，而不轻忽，也不立即进行谴责的能力和意愿。世界不是非黑即白的，而是五彩斑斓的，就像人脑一样。人做出的选择可能有的正确，有的错误，但如果没有考虑所有选项，也未必知道哪条路就是正确的。

同样在前额叶皮质，还有前扣带皮质和眶额皮质（它的名字来源于眼眶正上方的位置），这是我们的最后一站：在不确定、模棱两可的生活中，仍能做出行为和行动的能力。

有时，根本没有正确的路可走。人的知识总是有限度的。"每个人都是无知的，"威尔·罗杰斯①说，"只是在不同的话题上无知。"我们无法做到无所不知，也无法预知未来，这一事实可能令人深感不安。常言道每关上一扇门，就可能打开另一扇窗，但如果生活是电梯井呢？有时我们选择在跳坑前不要三思而后行，或者希望自己在坠落的过程

---

① 威尔·罗杰斯（Will Rogers，1879—1935年），美国幽默作家。

中长出翅膀。

我在加州大学圣地亚哥分校的同事阿吉特·瓦奇和他的合著者、已故的丹尼·布罗尔，在他们 2013 年出版的《否认：自欺欺人、错误信念和人类思维的起源》①一书中非常引人注目地提到了这一点。他们解释称，约十万年前，人类在心智层面上发生了变化。随着新的认知技能和行为使人与其他动物区分开来，我们开始更深入地思考生命的意义，而这很快就发展成了对自身必死性的可怕认识。为了平复这种恐惧，人类进化出了否认现实的独特能力。我们成了终极冒险家，甚至会选择忽略基于科学的事实，只要这么做能让我们更愉快地追求生活、自由和幸福。甚至死亡也无关紧要——或者至少被暂时忽视了。

智慧帮助我们应对终极问题。智慧意味着认识到生活中没有什么是确定的（除了人生而有涯），这也就意味着我们必须尽可能明智地利用自己所拥有的时间。

脑中还有两个部分，与我们的讨论没有直接关系，但仍然具有深远的影响。在脑的各个半球，脑皮质的一部分折叠在外侧沟内（在脑两侧可见的深折痕，额叶看上去翻过了顶叶），称为岛叶。人有两个岛叶，每个脑半球一个。它们涉及与情绪稳定相关的意识和多种功能。

脑的另一个重要部分是海马——位于脑深处，内侧颞叶的一小对海马状结构体。海马主要以将信息从短期记忆整合到长期记忆，以及空间导航方面的作用而闻名，但实际上，它们的影响力要大得多。

当你闻到旧爱人的香水味，或在从未去过的地方体验到似曾相识感时，这也是你的海马在工作，它们将遥远或有所区别的记忆拉到一起。海马并不是智慧神经回路真正的一部分，但它的功能（即维持正常记忆）对于明智的思考与行为必不可少。

---

① 英文标题为 *Denial: Self-Deception, False Beliefs, and the Origins of the Human Mind*。

脑壳里面装着啥

现在，我们能理解这些原理，而普遍将不同的智慧组成部分定位到大脑的不同区域，知道大脑的各个部分往往会协同工作，但通往这一正解的道路漫长而曲折，沿途充满了弯路和死胡同。

在那段旅程中，有两个名字脱颖而出：加尔和布罗德曼。

其中一个是骗子，另一个则是先驱。

弗朗兹·约瑟夫·加尔出生在德国的罗马天主教徒家庭中。他原本打算担任神职人员，但正如医学历史学家欧文·阿克内希特后来所写的那样，加尔的主要生活动力是"科学、园艺和女人"。

因此，在1777年，19岁的加尔不是进入神学院，而是进了医学院，师从约翰·赫尔曼。赫尔曼是一位认为人与猿关系密切的比较解剖学家，这在当时并不是一个获得普遍认可的观点。查尔斯·达尔文的进化论奠基作《物种起源》直到1859年才出版。

加尔是个专注的观察者。在医学研究中，他注意到许多最聪明的学生都有突出的眼球，并得出结论，认为这绝非巧合。赫尔曼和他的其他导师强调自然观察的重要性。在维也纳精神病院的第一份工作中，加尔敏锐地完成了这项任务，仔细观察了医院里的"疯子"们，尤其是他们的头骨大小和面部特征。

加尔的脑海中逐步形成了一个念头。他开始收集人与动物的头骨和大脑蜡模，来研究它们的颅骨轮廓，并与动物物种或死者的行为特征进行对照。例如，他从颅骨的形状或重量上寻找可能揭示野猫食肉本能的迹象，或者近期处决的著名强盗的盗窃倾向。到1802年，加尔已经用各种方法收集了约300个人类头骨和120个石膏模型。

加尔得出结论，大脑皮质——他称之为"外皮"（rind）的大脑外表面的不同局部区域，似乎能够与他称之为"基本功能"（fundamental faculty）的 27 个先天心理特质产生对应。

其中 19 种特质，如繁殖本能、感受感情、保护自己或拥有时间与空间感，是人类与其他物种共享的。还有 8 种是人类独一无二的，其中包括诗才、宗教、聪颖和智慧。

加尔认为这 27 种功能每一种都位于大脑的特定位置。例如，"目标坚定"可以在头顶附近找到，"杀意"潜伏在耳边，而"语言"位于眼睛下方。

加尔认定他的 27 种基本功能对头骨的形状和布局存在影响，就像床罩能够反映它下面床垫和床上用品凹凸不平一样。颅骨上的不规则骨骼对应于从下方挤压或拉扯的不同功能。加尔创建了一种"颅内镜"方法，来测量人类头部的不均匀布局，并从这些测量结果中推定颅骨主人的本性，以及他 / 她心理和道德能力的发展。这种做法最终获得了一个名字：颅相学（phrenology），这个词来源于希腊语中"头脑"和"知识"的组合。

颅相学很快抓住了普通大众的想象力。它看起来很神奇，却又很容易理解，并一度广受欢迎。在颅相学出现的时代，使用普遍可接受证据的科学程序和标准仍在编订之中。颅相学契合了当时的某些社会成见，但似乎也很科学。它很快成为图书、小册子和巡回演讲的素材。

但这是被误导的蠢行。到了 19 世纪 40 年代，颅相学在很大程度上被摒弃，或者说名誉扫地，因为即便它的倡导者们也无法确定到底有多少种基本的心理功能，而其愈发被抛弃，是因为没人能真正、明确地定位这些心理功能，或证明它们的功能。

"颅相学是心理学的一大失误，"英国实验心理学家约翰·卡尔·弗鲁格尔在 1933 年遗憾地指出。

但加尔或许部分提出了一个重要的科学概念，即"功能定位"

（localization of function），也就是脑中不同区域专门执行不同特定功能的观点。他的标志性建树之一是首次试图绘制人类脑图谱。但他的工作并不是基于科学数据，而是基于伪科学。出于偶然，他正确地将"睿智"放在了额叶皮质附近，也认定了"友情和亲情"在头后部。

加尔去世于 1828 年，一位名叫科比尼安·布罗德曼的德国神经病学家在 40 年后出生。他开始根据大致的解剖特征和细胞结构，以及按照功能进行的细胞组织方式，绘制大脑皮质图。

获得医学学位之后，布罗德曼前往德国耶拿大学精神病诊所工作，并在此后遇到了阿洛伊斯·阿尔茨海默。他说服布罗德曼投身于基础神经科学研究。

布罗德曼的研究范围很广，将临床观察与哺乳动物大脑的基础研究结合起来。他将人类脑的解剖结构与灵长类、啮齿和有袋动物的脑解剖结构进行了对比。为了辨别脑皮质不同部位的不同功能，布罗德曼（和其他人）使用了刺激技术与对损伤的观察。他用动物包括人体的模型，精确刺激活体脑的一部分，看看接下来发生什么：动物的右腿有没有动？它的鼻子抽动了吗？同时，他也观察脑中特定的受损区域（如病变）与观察到的物理结果如何产生关联。

这项工作紧锣密鼓而富有成效，为布罗德曼和科学界提供了第一张非凡的大脑功能图。不幸的是，它被强行终结了。布罗德曼在 49 岁时感染肺炎，突然死于败血症。

即便如此，布罗德曼仍对神经科学做出了影响深远的贡献。他将脑皮质每个半球分为 52 个区域（现在叫作布罗德曼皮质区），并组成 11 个基于组织学的大类。他假设这些分区具有不同的生理特征和结构，发挥不同的功能。例如，颞叶的布罗德曼 41 区 和 42 区与听力有关，枕叶中的 17 区和 18 区参与初级视觉处理。与加尔一时的脑热不同，布罗德曼的工作既有先见之明，又历久弥新。如今，他的系统历经改进，仍被当代科学家用来描述和讨论脑的结构和组织、脑细胞，以及各类功能。布罗德曼和其他许多人一同坚定地确证：脑中蕴藏着一个既互相分离又相互关联的神经生物学区域组成的多种多样的世界。

菲尼亚斯·盖奇的悲惨人生

当布罗德曼刺激一只实验动物的4区（初级运动区）时，它动了动四肢。有意思的是，这与搞清楚脑功能如何使动物或人变得更有智慧并没有明显的关联。

不过，当布罗德曼破坏了大鼠脑部的4区时，这种破坏导致了对侧肢体瘫痪。当然，永远不可能在人类身上出于实验原因而施加伤害。这会违反科学行为的所有准则。作为替代，我们可以在所谓"自然实验"或"自然事故"中寻找答案。在检查头部受伤或脑卒中，且出现四肢瘫痪的人时，磁共振成像揭示了一种类似的成因：他们脑部的4区受损。

这令我想到：一个智慧的人，会因为头部受伤或疾病而变得不再有智慧吗？我在文献中搜索可以提供答案的"自然实验"。由于搜索范围太广，什么都没搜出来。因此，我和同事转而寻找个体失去某些独特智慧组成部分的案例。我们发现了十几个"当代菲尼亚斯·盖奇"的案例，尽管报告案例的科学家们都没有使用"智慧"一词来描述这些案例。

在能说明这一点的案例中，菲尼亚斯·盖奇的故事是最有名的。1848年9月13日下午，盖奇与一伙为拉特兰－伯灵顿铁路工作的施工人员正在清除佛蒙特州卡文迪什镇附近构成障碍的岩石。盖奇是一名工头，据说也是手艺最好的工人。

他那天的工作最需要技术，也最危险，即将火药撒在岩石上钻开的爆破孔中，然后用铁棒（轻轻）将火药捣实，之后助手将倒入沙子或黏土，以进一步压实这个混合炸药，将爆炸的力量集中在岩石上，将其击碎。

盖奇有一根专门的铁夯棍来干这个活：它长3英尺7英寸（约109厘米）、重13.25磅（约6千克），长得像标枪，在锐利的一头逐渐收细成一个尖，盖奇用它在孔中戳压炸药粉。

在那一天里究竟发生了什么，人们说法不一，但据报道，盖奇的手下在远处将破开的岩石装载到推车上，盖奇因此走了神。他可能从手头的工作中抬起头来，他手里铁棒刚蹭到岩石上，发出火花，或者根据另一位目击者的推测，他只是把铁棒杵得太用力。不管是什么原因，火药被点燃了，让盖奇的铁夯棍像弹道导弹一样冲了起来。

铁棒从盖奇左颧骨下方刺进了头部，从他的左眼后面穿过，又插过他大脑左额叶的下部，最后从他发际线后面的头骨顶部穿出。铁棒落在25码（约23米）外，竖直插进地里，就像丢刀子游戏①中的刀一样。目击者形容这根棍子上"粘上了红色条纹，由于脑组织里面的脂肪，摸着油腻腻的"。

令人惊讶的是，盖奇并没有被爆炸或穿透脑壳的"导弹"杀死。事实上，据报道，他甚至全程都没有失去知觉。事故发生后几分钟内，他就能走路和说话了。同事们连忙把牛车赶到镇上，他在车上挺直身体坐着。他坐在旅馆门廊的椅子上，等着叫医生来。

当医生看到盖奇，毫无疑问，他被眼前这番景象吓坏了——被所谓"盖奇头皮上凸出的火山"吓得不轻。受伤的铁路工头还滑稽地说道，"你遇上这事可真够大的。"

① 原文为 mumblety-peg，是一种把小刀丢出去的游戏，有许多不同版本。

这事的确够大。不仅对那天毫无准备的卡文迪什镇医生来说是个惊吓，对一代代神经科学家而言，也是一桩不小的收获。

事故发生之前，大家都认为盖奇是个办事利落、守公德的人。他的医生约翰·哈罗博士认为他是具有勤奋男子气概的典范，并写道："虽然没有在学校里受过训练，但盖奇的头脑很均衡，认识他的人都认为他是个精明又聪慧的商人，精力充沛，坚持不懈地执行他的各种操作计划。"

铁路事故发生后，哈罗尖锐而简洁地写道："盖奇不再是原来的盖奇了。"

"他的性格变得时断时续，"哈罗哀叹道，"缺乏敬畏，有时沉迷于最粗俗的亵渎（他以前并不是这样），对他的同僚很不尊重，当建议和克制与他的愿望冲突，就表现得很不耐烦。"经过一段时间的身体恢复后，盖奇回到了他父母在新罕布什尔州黎巴嫩镇的家，开始务农。他没有把这一生计持续下去。后来，他又去了智利，担任公共马车司机。一系列的健康问题困扰着他。在生命最后几年，盖奇经常癫痫发作。他于1860年5月21日在位于旧金山的他母亲家中去世，享年37岁。

显然，受伤后的盖奇不再像是之前那个人了。由于爆炸而穿过他大脑的铁夯棍，不可逆地摧毁了一些他作为曾经那个人的特质。

但是盖奇大脑的哪些区域由于受伤而受损？出于安托尼奥·达玛希奥及其同事出色的创造性研究，我们获得了答案。他们于1994年在《科学》期刊上发表了一篇论文，题为《菲尼亚斯·盖奇的回归：有关著名患者头骨中大脑的线索》。这篇论文讲述他们把盖奇的头骨和铁夯棍重新挖了出来（两者埋在一起），并用X线和磁共振成像（MRI）在三维空间中重建了盖奇消失已久的大脑。科学家们确定了铁夯棍运动的近似轨迹，然后确认了盖奇大脑中可能受损的部分。18年后，加州大学洛杉矶分校大卫格芬医学院的约翰·达雷尔·范·霍恩使用磁共振成像和其他成像技术对盖奇受损的颅骨和大脑进行了建模。盖奇的左额叶——这里装着人最复杂认知能力，可以说是存留人性本质的一对仓库之一——被摧毁了。

菲尼亚斯·盖奇的悲惨故事，可以说是神经病学家了解大脑结构损伤与特定行为变化之间关系的起点，但它远不是唯一的类似案例。

例如，在盖奇去世近一个半世纪后的2004年，圣地亚哥退伍军人事务医疗保健系统和加州大学圣地亚哥分校医学院的玛格丽特·艾莉森·卡托（她以前是我团队的研究员）及同事，在《国际神经心理学会期刊》上发表了对下面这个"当代盖奇"的研究。

患者CD（使用姓名缩写是为了保持匿名）在1962年时26岁，是一名士兵。当时，他乘坐的吉普车压过了地雷。爆炸使他的前额猛撞在吉普车挡风玻璃边缘的金属立柱上。和盖奇一样，CD并没有因为撞击而立即失去知觉。他能够回忆起爆炸，以及随后有人问他问题。吉普车司机在爆炸中丧生。

CD活了下来，但他的大脑腹内侧前额叶皮质遭到了严重损伤，尤其是左侧。受伤之前，CD一直是个在学术和专业上堪称楷模的人，在学校里成绩几乎全拿了A，并在军队中快速晋升。

创伤导致他的社交和行为功能急剧下降。尽管在之后的大多数神经认知测试中，他的得分都高于平均水平——语言智商为119，被认为是"中上等"——但他无法维持规律的工作。他被强制退伍，只能从事一些要求不高的工作，如送报。他经历了四段婚姻，跟孩子们也疏远了。

我和特雷·米克斯在文献中发现了十几个类似的"当代盖奇"案例。需要注意的是，这些论文从未使用过"智慧"这个词，但它们的描述显然符合我们对智慧（或失去智慧）的定义。这些不同个体的脑损伤发生在哪？他们中的大多数损伤发生在前额叶皮质，也有一些人发生在杏仁核。

这肯定不是巧合。因为前额叶皮质和杏仁核是智慧生物学的核心，这些案例进一步强化了我们的假设。如果大脑关键部位发生损伤，智慧就会因此衰退乃至丧失，那么反过来讲也肯定是对的：我们能够通过对大脑的这些部位进行培育和赋能，来开启、增强智慧。我们将在本书后面的章节重新从这个角度讨论。

疾病：智慧的留白

大脑前额叶皮质发生的损伤，以及它对智慧的显著影响，也可能以不那么暴力的方式发生。研究智慧的神经生物学往往对痴呆特别感兴趣。额颞叶痴呆（frontotemporal dementia，FTD）曾被称作皮克病，是为了纪念19世纪首次描述它的医生。它是继阿尔茨海默病和路易体痴呆之后，第三常见的神经系统变性疾病。

额颞叶痴呆唯一确定的风险因素就是该病的家族史。这种疾病通常出现在50岁左右，不像阿尔茨海默病在80岁左右最常见。关于额颞叶痴呆的大部分知识来自学者布鲁斯·米勒正在进行的工作。他是加州大学旧金山分校神经病学的杰出教授，是该校记忆与衰老研究中心主任。他对额颞叶痴呆的研究非常有权威。

额颞叶痴呆会随着时间推移而造成损害。起初，有些发生额颞叶痴呆"行为变异"的患者会变得不太像过去的自己，但大多很轻。与菲尼亚斯·盖奇相似，他们的举止更不快乐、更为悲观。起初，他们这种行为往往会被误认成抑郁症或单纯的老年人脾气暴躁，但最终其他症状也会出现，如拮抗失衡（loss of inhibition）。额颞叶痴呆患者可能不经思索就开始说话与行动，在个人关系和社会生活中呈现出显著的失控，这可能会产生灾难性后果。额颞叶痴呆导致的行为变异症状，看着就像是智慧准则的反面。而额颞叶痴呆选择性地影响大脑皮质的前半部分，主要是前额叶皮质。

前额叶皮质与人类独具的认知能力有关，从语言和处理复杂社会信息的能力，到自我反思、通过有目的地努力实现更高层次目标的能力。前额叶皮质中的肿瘤也会使患者产生人格改变，包括丧失智慧。

对杏仁核的损伤也可以做到这一点，但具体方式却截然不同。

看一下患者 SM 的案例，该案例首次报道于 1994 年达玛希奥及同事在《自然》期刊上发表的一篇论文。当时，SM（研究人员对其身份保密）是一名 49 岁的肯塔基州妇女，患有一种罕见的遗传病，叫作类脂质蛋白沉积症（也叫 Urbach-Wiethe 病），疾病导致她的杏仁核在童年晚期发生萎缩。结果，她差不多完全没有感受焦虑与恐惧的能力，在接触蛇或蜘蛛、走过万圣节的吓人景点、看恐怖电影时没有任何情绪反应。科学家对她进行了大量研究，媒体称她为"无所畏惧的女人"。

日常生活中，身边人认为 SM 外向、非常友好、不拘小节、调皮爱玩。她确实没有什么坏心眼，但杏仁核无法发挥功能，这使 SM 也难以认识到负面社会线索，例如，公然的攻击意图或他人表情中的恐惧，这些线索本应提醒她注意危险与伤害。结果，她成了多起犯罪和侵害的受害者，比如曾被刀和枪指着，并在一次家庭暴力中差点丢命。在这些事例中，SM 都没有表现出他人预想中典型的绝望、急迫或恐惧的迹象。这些创伤性事件许多是因为她生活在以贫困、犯罪和毒品著称的危险社区，但由于 SM 没有认识到，也无从应对迫在眉睫的伤害威胁，这些事件的后果因而更加严重。

虽然 SM 设法掌控自己的人生——她结了婚并成为独当一面的母亲，抚育三个健康孩子——但她的大脑中缺少必要的基础设施来调节她行为中的情感方面，而情感是智慧的重要组成部分。

智慧何去何从

无论生活中遇到什么挑战——也可能正是因为有这些挑战，我们才更愿意相信智慧随着年老而来。这么想的理由很充分：经验是伟大的教师，而获得经验通常需要时间。

2019年，我和同事查看了1000多名成年人的数据，这些人年龄从21岁到超过百岁，来了解他们是否找到了生命的意义——根据他们自己对此的定义。找到生命的意义是智慧的标志。尽管我们发表的研究结果惊人的复杂，但结论似乎显而易见。

根据我们的研究，对生命意义的求索符合U形曲线，而生命意义的存在感则刚好相反。当你还年轻时，比如说在20多岁，可能还不确定自己的职业方向，或许会有人生伴侣或某种身份。你在寻找生命的意义。

不过等到30岁、40岁、50岁，你会建立更多人际关系，可能会结婚并拥有家庭，并在职业和身份中安顿下来。随着生活中意义的存在感增加，求索减少了。

但过了60岁，情况又开始发生变化。你退休了，也许会失去你的一些身份。你不再是水管工、银行家或教授，没有了能够定义自我的职业。你出现了慢性、反复发作的健康问题，朋友和家人也渐渐远去。到了晚年，你需要重新开始寻找生命的意义，因为你曾经依托的意义显然已经消失了。

随着年龄增长，你很有希望变得更睿智，因为在一生中获得的智慧有助于弥补一生中压力带来的后果。但是越来越多的证据表明，你不需要等上一辈子才能变得比实际年龄更睿智。

第3章 智慧与年老

不要在年轻时迟迟不去寻求智慧，也不要在年老时疲于寻求智慧。对于保持灵魂健康而言，任何年龄都不会太早也不会太晚。

——伊壁鸠鲁

变老的好处是你不会丧失自己活过的岁月。

——马德琳·英格，美国作家

作为老年神经精神科医师（专门诊治老年人精神障碍的医生），我已经目睹耳闻过几乎所有在衰老过程中可能出现的健康状况：高血压、糖尿病、关节炎、心脏病、癌症、脑卒中等身体疾病，还有认知障碍，如阿尔茨海默病和其他痴呆，以及抑郁症等精神疾病。

即便不算这些疾病，正常衰老也意味着身体和精神上节奏减慢、难以记住名字和面孔、学习新事物变得更困难、孤独感，等等。

的确，存在一种普遍的预感：随着年龄的增长，生活会逐渐远离你，你越来越无法控制自己的身体，还有自己的思想和命运。

老年人既不强壮也不迅捷。人这个物种的最强体能在 20—30 岁达到巅峰，然后开始下滑，从 50 岁左右起更会加速下滑。

从进化角度来看，长寿似乎有些荒谬。老年人不能繁殖，所以他们无法促进物种生存。达尔文的进化论是建立在适者生存和成功生育的能力基础上的。大多数大型动物因衰老而失去生育能力后不会存活很久，除非它们住在动物园、研究实验室之类的保护性环境中。灵长类动物中，人类在这方面也是独一无二的，因为我们的寿命经常比生殖期长几十年。如果一名女性在 45 岁时绝经（男性也会经历"男性更年期"，是女性更年期在生物学上的雄性对应）并活到 90 岁，那么她就在没有直接为人类物种繁衍做贡献的情况下度过了后半生。

然而，人们的岁数越来越大。平均寿命正在上升。1900 年，美国人的平均期望寿命约为 47 岁，而今天约为 80 岁，女性略高于男性。预计到 2050 年，人类的平均期望寿命将接近 90 岁。如果寿命增加，我们的生育时长和健康寿命是否也能同步增加？

答案是否定的。几千年来，女性绝经期和男性更年期到来的平均年龄几乎没有变化。人们还会患上成千上万种老年病。那么，我们该如何解释，就算失去生育能力和身体健康，人类也异常长寿呢？

唯一可能的解释是，有些东西必须随着年龄的增长而改善，来弥补个人和社会方面的缺陷。多年来，我愈发想要探索随着年龄的增长，自己哪些方面会变好——以及它们如何弥补生育能力和身体健康上的损耗。本章阐述了我的想法：随着年龄增长，智慧的增加对老年人自身和社会都有裨益。大自然支持我们越老越睿智，但我们必须得积极主动来促进自己。而通过了解智慧怎样随着变老而增加，我们也能让年轻人变得更睿智。

最早将智慧与衰老联系起来的心理学家之一是埃里克·埃里克森。1988 年，在《纽约时报》上与心理学家丹尼尔·戈尔曼的访谈中，发展心理学家埃里克森和他的妻子琼·埃里克森阐述了老年的本质。正如戈尔曼不无讽刺指出的那样，这个话题一直盘桓在他们的脑海中。埃里克当时 86 岁，琼 85 岁。

没有别的夫妇更适合出来谈这个话题了。在 20 世纪 50 年代，埃里克森夫妇创造了一种新的人生发展图表，将人类心理发展拆解为按时间顺序排列的不同时期，这些人生阶段促成并定义我们的个性。最初，这套理论有八个阶段。

在人生的第一阶段，婴儿期（出生到 18 个月），信任和不信任来回拉扯。婴儿从父母那里寻求稳定一致的照顾。如果他们获得了这种照顾，就会产生信任感和希望感，这种感觉将渗透到他们往后的生活中。即便受到威胁，他们也会感到安全。

相反，如果婴儿受到的早期护理十分苛刻，或者缺乏一致性、不可预测、不可靠，埃里克森认为，不信任感便会生根发芽。恐惧、忧虑和怀疑会影响他们对世界的看法、他们往后的生活，以及与他人的关系。

埃里克森图表的另一端，是生命的第八阶段，也是最后的老年阶段，由自我完善与绝望的冲突主导，当我们试图调和自己的期待、愿望与实际发生的情况时，这种冲突就会产生。这是一项艰巨的任务，加上我们老化的身体正在分崩离析的事实，有时甚至是压倒性的。

八阶段理论认为，正是在生命的最后阶段，在努力融合过去与现在的过程中（当你到了 80 多岁，未来似乎没那么紧迫了），智慧可能会蓬勃发展，也可能会陷入困境。根据埃里克森夫妇的说法，生命的最后阶段会表现为自我完善与绝望之间的冲突，而疗愈的方法就是智慧。

"当人在 40 多岁时，我们审视整个生命周期，并向老年人寻求智慧。"琼·埃里克森告诉戈尔曼。"不过，到了 80 岁，我们会观察其他 80 岁的人，看看谁变得睿智了，谁不睿智。很多老人并不会变得睿智，但除非你老去，不然你也不会变得更有智慧。"

这句话很一针见血，因为我们需要学习与实践明智行为的机会。不下水就学不会游泳，不坚持练习也成不了优秀的游泳健将。

同情、坚韧或幽默感也不例外——这些都是智慧的组成部分。它们必须经过规律性锻炼，重塑大脑，来产生更明智的行为，不论有意识还是下意识，就像多游泳几圈可以重塑你的体格一样。

但我认为琼·埃里克森所说的后半句有些例外："除非你老去，不然你也不会变得更有智慧。"我坚信我们可以学习如何增进智慧，而无须干等年龄成为智慧的先决条件。这也是本书的基本前提之一：智慧有生物学基础，而生物学因素是可以改变的，正如格雷戈尔·孟德尔通过种植豌豆发现遗传和基因操作的基本规律所深刻阐释的那样。

尽管如此，我们还是得从老年人身上学点东西。过去是人生的序章。我们可以了解活跃的老年人大脑如何继续进化、适应，以及促进明智的思考、感觉和行为。这些策略也适用于年轻人，并可以为我们自己的决策和努力提供信息，以便在任何年龄都能变得更睿智。

为何增寿有益于社会

对于地球上的绝大多数物种来说，生命的持续时间只够做一件事：让它们的物种能够繁衍。生育然后死去。

大自然提供了很多这样的例子。比如说：澳大利亚红背蜘蛛（*Latrodectus hasselti*）的雄性在受孕后不久就被雌性杀死并吃掉。这种雄性"牺牲"的行为也有助于增强它的父亲身份和基因传递。吃饱了的雌性不太可能再交配一次。

这种亲代无私的原因普遍且明显：一切都必须服务于制造下一代，

有时甚至父亲也要被牺牲。非哺乳动物中，大多数父母生产之后都不会给子代提供什么生活技能。

人类不一样。我们能产生后代的年龄，比自己拥有完整的心智能力的年龄早很多，而人类是唯一能够做到这点的物种。在人的青少年时期，人脑继续经历着相当大的改进，包括突触修剪和其他过程。对于大多数人而言，我们的大脑在20岁之前没有——或者并不会——达到完全成熟，即便生物学上，我们在十二三岁进入青春期时就已经做好了怀孕的准备。那么这些年轻人怎么能在大脑还没有发育完全的前提下，会照顾自己的孩子，并教他们在潜在的危险环境中学会适应和生存？甚至在法律上，21岁以前都不被认为是负有完全责任的成年人。

下面进入智慧的"祖母假说"。

20世纪50年代中期，一位名叫乔治·克里斯托弗·威廉姆斯的生物学家第一个提出了绝经后长寿的可能原因。他说，女性随着年龄的增长，自身繁殖成本会越来越高，而养育后代所需的能量，最好用来确保更早诞生的后代在她们自己的繁殖努力中取得成功。这就是绝经后祖母的用武之地。她们参与维系、支持她们亲属的繁殖活动，这并非巧合，而是为了保证她们自己的基因能传给后代。

祖母假说的科学基础是对人类及非人类物种长期而成果卓著的研究。许多已发表的研究发现，这一假说在很多种动物中都起作用。例如，虎鲸，也称逆戟鲸，是地球上少数雌性会经历更年期的物种之一，其在一个氏族（pod）之内养育多代子孙的做法表现出了非凡的联结性和益处。繁殖期过后的雌性鲸鱼在氏族中死亡，会使雌性后代死亡的风险增加5倍，雄性后代死亡的风险增加14倍。又比如，塞舌尔莺（*Seychelles warblers*），一种鸟类，生殖期过后的雌性会成为帮忙养家的祖母，帮助抚养群体后代。宽吻海豚则用母乳喂养它们的孙辈。

当成为祖母的老象在群中时，亚洲象群中的小象生存和繁殖水平会更好。

在人类中，前现代群体中的传说和定量证据都表明，女性绝经期、男性更年期后延长的寿命与孙辈的数量更多有关，结果是让个人和社会共同受益。当祖父母参与到孙辈抚育中时，孩子们年轻的父母往往能活得更久，更幸福，生的孩子也比祖代更多。

对坦桑尼亚狩猎采集民族哈扎人的研究发现，祖母帮忙带孩子，似乎可以确保新一代活得更久。即使在现代社会中，祖父母参与抚养，也与孙辈更少出现情感问题、适应困难，更多具备亲社会行为有关，尤其是对生活在单亲或继父母家庭中的孙辈。《自然》期刊发表的一项研究中，对 1900 年前出生的约 2800 名加拿大和芬兰女性的完整多代记录表明，老奶奶们照顾的后代会生育更早、更频繁，也更成功。可以推测，这些祖母"智慧"的行为可能让她们自己保持长寿，也帮助后代走向成功。

显然，有祖母（和祖父）在身边的主要优势之一，就是分享人生经验，向年轻一代传授智慧。这是一种历久弥新的好处，即便如今，也像在早期游牧部落中一样明显。学者兰德·康格尔与合著者研究了参加"家庭过渡项目"的 127 个家庭。项目涉及三代人居住的家庭：孩子、父母和祖父母。研究人员发现，祖母与孙辈的交流程度越高，孙辈的行为问题就越少。

康格尔的研究结论并非独一无二。有充足的证据表明，老年人的在场——以及能够获得他们的智慧——广泛改善了生活与人的生命。我在自己的生活中，在自己的家人身上也看到了这一点。作为祖父，我自由地与孙子孙女们分享我的爱和喜悦。我应我女儿女婿的请求，向他们提供育儿方面的指导，但也发现他们教会了我如何成为一个更好的祖父与父亲。他们帮我变得更快乐、更健康。这是来自四面八方的爱与信息的流动。

路易莎·梅·奥尔科特 [1] 曾写道："每个房子里都需要一位祖母。"

其实祖父也一样。

祖辈的基因

老年人的社会价值甚至可以还原到基因水平。2015 年，我的同事阿吉特·瓦奇和加州大学圣地亚哥分校、索尔克学院人类起源论学术研究与培训中心的合著者发表了一篇论文，论文表明，一些人类基因突变可能是为了保护老年人免受神经系统变性和心血管疾病伤害，才专门进化出来的。

具体来说，瓦奇的团队发现，人类有一种特定基因，编码 CD33 蛋白，表达水平比与我们亲缘最近的动物黑猩猩高出 4 倍。CD33 是一种从免疫细胞表面凸出来的受体，可以控制免疫反应，防止"自我"攻击并减少不必要的炎症反应。之前的研究已经发现，某种形式的 CD33 能抑制大脑中 β 淀粉样蛋白的积累。β 淀粉样蛋白是一种折叠形状出错的蛋白质聚集体，在大脑中形成黏性斑块，被认为与阿尔茨海默病有关。

瓦奇及同事还发现，人类针对一个叫作 *APOE4* 的始祖基因进化出了许多变异，而原型 *APOE4* 是阿尔茨海默病和脑血管病的一个著名的风险因素。这些进化出来的变异——*APOE2* 和 *APOE3*——似乎对痴呆有一定的保护作用。

"当老年人罹患痴呆时，社区不仅失去了重要的智慧来源、知识与

---

[1] 路易莎·梅·奥尔科特（1832—1888 年），美国女作家，代表作《小妇人》。

文化积存，而且即使是认知能力轻微下降的老年人，当他们处于有影响力的职位上，也可能因做出错误决定而伤害他们的社会群体。"研究的合著者帕斯卡·加尼厄说，"我们的研究没有直接证明这些因素与对CD33、*APOE* 和其他基因保护性变体的自然选择有关，但可以合理推测出这种可能性。毕竟，对后辈的隔代照顾和信息传递，是保证年轻一代在群体中，以及在更广泛的社会网络或部落中生存下去的重要因素。"

心智胜过肉体衰朽

衰老对生理的影响是显而易见的，而且对许多人来说，确实很痛苦。我们的躯体松弛下垂，人也越来越虚弱。变化在各个层面上都是，到处都有：衰老的细胞功能不太好，进行一次例行修复的难度更大。同样，我们的器官也是如此。骨骼变得没那么致密，更加脆弱，并且容易断裂。关节软骨磨损；韧带失去弹性。肌肉的质量下降（这一过程实际上始于相对更年轻的 30 岁），力量衰退。我们所有的感官都会丧失敏锐度。比如说，到了 60 岁，大多数人会失去一半的味蕾，这可能解释了为什么许多老年人爱吃高糖、高盐、高脂的食物以补偿损失的味觉。

莎士比亚在 16 世纪的喜剧《皆大欢喜》中，描述了从婴儿期开始的"人生 7 个阶段"。其中，第 7 阶段，也是最后一阶段。

是孩提时代的再现，全然的遗忘

没有牙齿，没了眼睛，没有口味，没有一切 [1]。

---

① 参考朱生豪译本。

这种老年的形象是片面的。它忽略了一个事实：老去也是一种思维框架。马克·吐温在《赤道漫游记》一书中写道："皱纹只应展现微笑的所在。"你和你头脑中的自己一样老。或者像威斯康星州的专栏作家道格·拉尔森曾说："如果你从来没有想扔雪球的冲动，那么衰老的过程就已经牢牢抓住你了。"

科学证实了这一点。看一下1981年，由当时还很年轻的哈佛大学心理学家埃伦·兰格进行的这项试验。兰格把8名年过七旬的男子送到新罕布什尔州一座修道院，并随即返回。布鲁斯·格里森在2014年《纽约时报》的一篇文章中这样描述试验："佩里·科莫随着一台老式收音机低吟。埃德·沙利文伴着黑白电视的声音欢迎客人。那里面的一切，包括书架上的书和各处的报刊，都是为了让人梦回1959年。"

兰格告诉格里森，5天时间内，她让这些老人拥抱自己的过去："从心理上尝试成为22年前的自己。"从穿过改造后的修道院大门那一刻起，他们就被当作过去时光中的年轻人对待。实验者期待他们自己把行李提上楼。对体育话题的讨论也围绕着约翰尼·尤尼塔斯[1]和威尔特·张伯伦[2]的成绩，仿佛他们的比赛刚刚开始。电视新闻正在报道美国首次发射卫星。电视上放的电影是吉米·斯图尔特主演的《桃色血案》[3]。

这些人穿着1959年时兴的衣服，墙上的照片是他们年轻时的肖像。屋子里没有镜子来打破这种幻觉。

之后，了不起的事发生了。在修道院之行结束时，这些人的感受与行为就像岁月倒流了一样。他们变得更灵活、更敏捷、更强壮、更高。在握力、记忆力、柔韧性和认知能力等身体指标上，他们的得分

---

① 约翰尼·尤尼塔斯（1933—2002年），美国橄榄球运动员。
② 威尔特·张伯伦（1936—1999年），美国篮球运动员。
③《桃色血案》（Anatomy of a Murder），1959年上映的美国电影。

也高于试验之前，甚至他们的视力也获得了改善。

这些老年男子 5 天前还在通往修道院的人行道上步履蹒跚，而如今在等待返回剑桥镇的大巴时，他们自发地打起了触身式橄榄球比赛。

生命终点处的人生课

在生命的尽头，当死亡迫在眉睫时，人可能会产生一种最后的清醒。生活中所有的虚伪、期望、困惑、恼怒、失望等等都可能消失。劳拉·卡斯滕森给这种状态起了一个名字，"社会情绪选择理论"（socioemotional selectivity）。简单来说，这就是随着弥留在世的时光逐步减少，人们对做哪些事情有意义、怎样度过余生，会变得越来越挑剔。你不再为小事发愁，也意识到世上多数都是小事。要是你躺在临终关怀病房的床上，只剩下不到 6 个月可活，那么大多数东西都不会再有什么意义。

那么，还剩什么是有意义的呢？这是我和同事们提出的问题，作答者共有 21 名男子和女子，年龄为 58—97 岁，都接受临终关怀。他们怎样定义智慧？他们的观点是否随着时间与环境的变化而改变？

不足为奇的是，他们在死亡的临近中对智慧的描述，从不同程度上包含了所有公认的主要智慧主题：亲社会态度、生活知识、保持活跃、情绪调节、积极和感恩、对新经验保持开放、承认不确定性、灵性/宗教性、自我反思、幽默感和宽容。

所有的参与者都认为，亲社会态度和行为，如共情、同情、爱、善意、宽恕和尊重，是智慧的主要组成部分。一位参与者表示："我从未见过任何以自我为中心，我还能说他是很睿智的人。"

同样，所有的参与者也都认为，决断力和生活知识对智慧至关重要。一位参与者说："我认为明智的人会去寻求建议，寻找信息，然后再入场做出决定。他们会权衡后果和利弊。"

所有的参与者还认为，智慧需要一生保持工作与活跃："你知道，生活并不是一片温柔乡。我认识到，人必须努力拼搏……必须要工作。"

认为情绪调节和积极性至关重要的意见，几乎同样普遍："嗯，我不觉得我是最睿智的人，但我认为智慧是在你生活中培养一种快乐的态度；不一定本乎占有金钱，但要通过仰望天空、欣赏大自然和爱身边的人而感到快乐。有了这些，我想你的生活会很丰富。"

别的人则提到了对不确定性的承认、灵性、自我反思和幽默感的重要性。"很多事都包含着幽默，尽管也有悲伤，"一位男士说，"但你不能对那种悲伤听之任之。你必须摆脱掉它，否则你也会变得十分沮丧，对吧。然后你对任何人都会毫无助益，对自己也毫无用处。"

病、痴、衰、郁、死

在更黑暗的时刻，我们用七种由字母 D 开头的困境来定义老年：疾病（disease）、退化（degeneration）、衰退（decline）、痴呆（dementia）、残疾（disability）、抑郁（depression）和死亡（death）。像阿尔茨海默病这样的疾病，影响着 65 岁及以上美国人群中约 13% 的个体（以及 85 岁以上人群约 40% 的个体），随着淀粉样斑和神经元纤维缠结，神经元的反应减慢并最终被杀死，这种疾病将导致逐步恶化的功能障碍。据估计，目前 500 多万美国人患有阿尔茨海默病，而预计到 2050 年，这一数字将是现在的 3 倍。

但即便如此，令人欣慰的事实是，大多数人并不会患上这种可怕的脑病。事实上，2013年在《神经元》期刊上发表的一篇论文中，加州大学圣地亚哥医学院病理学和神经科学系的副教授萨霍吉特·罗伊，以及该系和希利·马科斯阿尔茨海默病研究中心的其他学者描述了在大多数人脑中，蛋白质和酶之间是如何发生关键性分离的；而当它们结合起来时，就会产生引发阿尔茨海默病的进行性细胞变性和死亡。

罗伊说："这就像把火药和火柴给分隔开，来避免本无可避免地爆炸。"了解到这一点，真是十分令人欣慰。

在一项研究中，研究人员要求受试者阅读文章，文中充满了令人意想不到的单词或短语。60岁以上的受试者比大学年龄段的学生阅读得更加困难。大学生们能以一致的速度进行快速阅览，而老年人通常会在不恰当的词语上放慢速度，似乎它们成了心理上的"减速带"。老年人会停下来吸收、处理这些不寻常的信息。

但还有个好消息：后来，当年轻和年长的两组读者都被问到那些不合适单词的含义时，年长的读者表现得更好。

"对于年轻人来说，好像从未发生过令人分心的事情。"多伦多大学心理学教授林恩·哈舍对《纽约时报》说，"但对于老年人来说，由于他们记住了所有这些额外的数据，他们现在突然掌握了这些多余的信息，也就突然成了能更好解决问题的人。他们可以将所吸收的信息从一种情境转移到另一种情境中。"在现实世界中，答案并不总是显而易见，事情也总在起变化，遥远的记忆或微小的信号可能具有重大意义。这更构成了一种宝贵天赋。

人脑如肌肉，应勤用

类似于智慧的这种复杂人格特质，是基于大脑中几个特定区域的功能。那么，它怎么可能随着年龄增长而增加——即使在老年人中也是如此？

读医学院时，我学到的是：人脑的大部分生长发育过程，都发生在胚胎阶段和生命的最初几年，但之后就几乎停滞了。怀孕期间，胎儿的脑平均每分钟生长出 25 万个新的神经细胞。出生后，它会继续生长，体积也会翻 4 倍，直至 6 岁左右达到成人脑容量的约 90%。之后，在整个青春期，脑的发育主要是进行精细化，通过捏捏这里、弄弄那里，对神经元之间 100 万亿个左右的连接进行建造或增强，使我们的大脑更加高效有力。我们还学到，从 20 多岁到 50 岁，脑结构和功能都相对稳定。教科书断言，60 岁以后，神经元、突触、血管和白质的数量和质量都会不断下降。人脑逐渐缩水，真的越变越小。在人的生命结束时，我们脑组织的体积大约仅与 7 岁孩子的相同。

当然，其中也有例外，但最普遍的观点是，从认知角度来说，没有什么会随着年龄的增长而改善。

我们现在知道，这种观点是错误的。

虽然老年人的脑确实会萎缩，也可能会出现认知功能障碍，但这种影响并不是对所有人都一样。过去 20 年来，神经科学最令人激动的发现之一，就是人脑终其一生都在不断进化——只要配上适当的生理、认知和心理刺激。我的朋友兼同事弗雷德·"拉斯蒂"·盖奇是索尔克学院和加州大学圣地亚哥分校著名的神经科学家，他和他的同事们已经证明，即便在高龄的小鼠身上，伴随着心理 - 社会刺激的身体活动，也不仅可以增加脑中突触（神经元之间连接）的数量，而且能够增加特定脑区的神经元数量，比如海马的齿状回和脑室周围的区域。其他研究人员也已经在多种其他动物中重现了这些研究结果。

脑成像和神经生理学研究表明，体育锻炼、智力刺激和社会活动，对老年人都有积极的生物学效应。在身体、认知和社交上维持活跃的人，倾向于保持住自己的词汇量，维系他们识别出曾遇到过的事件、物体和人的能力，以及在孩童时期学到的技能，如游泳或骑自行车。他们的大脑更不容易出现萎缩或衰退的变化，而这些不良变化可能是久坐、孤独、不活跃的老年人大脑的特征。

在2011年发表的一篇论文中，我和丽莎·艾勒、艾伊莎·谢扎、阿丽森·考普对550项关于人脑结构成像的研究进行了综述。我们发现，绝大多数研究报告显示，成功的认知老化，至少与大脑中产生更大的结构和更强的连接有一定的显著关联性，特别是与前额叶皮质和内侧颞叶有关。目前尚不清楚是什么使这些结构变大，或使连接变强，但动物研究表明，环境丰容对大脑的功能和结构能带来有益的影响。终其一生，身体与精神上的活跃会让大脑变得更出色，对适应性的神经可塑性产生积极影响，并减少神经变性。

积极锻炼，随机应变

一般来说，随着年龄的增长，智慧的许多组成部分会在很多人身上体现得更强、更精致，更像一种习惯禀性。尽管流体智力①（fluid intelligence）水平会随着年龄的增长而下滑，但社会推理能力，包括抽象思维、识别模式、辨别关系和解决即时问题这些一般性的能力，却趋于提高。多项神经影像学研究表明，老年人的脑学会了对年龄增长的影响进行补偿。脑的许多不同区域都承担起了曾经在别处执行的任务。即便其他神经回路变弱、变小，也还有一些回路会变得更大、更强。换句话说，老年人的脑找到了应变的办法。

---

① 一种以生理为基础的认知能力，包括对事物的知觉、记忆、运算和推理等能力，与"晶体智力"相对。

还有些有意思的研究，展示了一个衰老但活跃的脑怎样进行自我优化，以增加智慧的主要组成部分。在这样的脑中，大脑活动倾向于从脑后部（枕叶）转移到脑前部（前额叶皮质，对发展与增强智慧至关重要）。此外，与年轻人或不活跃的老年人相比，活跃老年人参与心智活动的脑区更多。

年轻人的脑中，许多功能都发生在局部。我们更愿意从左右脑的角度来谈论不同的脑活动。但对于保持忙碌的老年人来说，大脑的两个半球往往同时参与了大部分功能。通过让脑的更多部分参与进来，活跃的老年人在认知任务（如学习新事物）中的表现可能与年轻人相差无几。

这么想吧。年轻时，我用一只手就能推动一辆沉重的手推车。现在，由于有关节炎，我不得不用两只手同时推车。但是，因为继续定期锻炼，我还是比不常活动的同龄人更能有力地使用我的双手，而且只要用上两只手，我仍然可以像几十年前一样，推动那辆沉重的推车。

老人的脑在情绪反应方面也会发生变化。年轻时起伏的情绪如今平缓了下来。使用功能性磁共振成像（fMRI）的研究表明，随着年龄增长，杏仁核对类似于可怕的车祸照片这种负面或压力刺激，敏感性会降低。这种改变增强了情绪调节的能力和情绪积极性，有助于人在往后的生活中增进智慧。海马是脑中另一个涉及情绪与记忆的部分。随着人逐渐变老，杏仁核和海马之间的功能连接也会减少，但杏仁核和背外侧前额叶皮质之间的连接仍然很强，这样可能会有效减少消极记忆，同时增强积极记忆。而老年人的杏仁核与年轻人的一样，对诸如婴儿微笑的照片之类的积极刺激同样敏感。换句话说，情绪和记忆的积极性不会随着年龄的增长而减退，只有消极性会下降。

在 2013 年发表的一篇论文中，伦敦政治经济学院的学者汉内斯·施瓦特描述了对 23 161 名德国人给出的 13 万多个"生活满意度预期"的分析。这些"生活满意度预期"是从 1991—2002 年的民调，以及 5 年后进行的另一波调查中得出的。参与者的年龄范围为 17—85 岁。调查发现，年轻人往往比老年人更容易后悔和悲观，而老年人更容易把失望和懊悔的情绪宽解掉。老年人对于自己无法改变的事情也没有那么不快乐。

在《大西洋月刊》的一篇文章中，康奈尔大学教授伊莱恩·威辛顿告诉作者乔纳森·劳赫，"年轻人确实有更多负面情绪"。他们比老年人更难寻找到平衡与来龙去脉。随着年龄的增长，人们的态度也逐渐改变。老年人尝试的事情更少，做得也更少，因为他们已经见识过很多了。老人们更容易接受自己身体的局限性，对过去的成就更容易感到快乐，对同龄人之间的攀比压力减少了关注，对自己的优势和局限性做出了更现实的评估。宾夕法尼亚州立大学的戴维·阿尔梅达指出，与青年人和中年人相比，老年人更不容易因为应激而感到压力过大。

里克·汉森是一位心理学家，也是加州大学伯克利分校众益科学中心的高级研究员，他就这个话题写了大量文章。他断言称，我们的脑天生就更专注于消极方面。这是进化的结果。我们的祖先需要特别注意负面因素，比如饥饿的食肉动物或自然灾害。这关系到日常生存。而积极的经历，比如找到食物、庇护所或交配机会，好是好，但不太可能决定直立人或尼安德特人能否活到明天，这一点对于如今的智人来说更是如此。

因此，我们的大脑产生了一种消极偏见，一种特别关注威胁性事物的倾向，尽管其带来的结果是压力和不愉快的感受。这就是为什么坏消息比好消息更令人难忘——也是带有政治攻击性的竞选广告更有效的原因。

年龄和智慧是这种消极倾向的解毒剂。消极的情感体验和记忆，对年轻人的大脑而言就像魔术贴一样，很容易粘住。老年人的头脑则好像加了特氟龙涂层①，坏东西往往会很容易洗刷掉。

斯坦福大学的心理学家卡斯滕森发现，在老年时代，随着人越来越意识到生命剩余的时间有限，人们往往会从过往经历中获得更大的情感满足，并花更少的时间担忧自己将去向何处。

"年轻人在调节情绪方面很难受。"卡斯滕森对劳赫说。劳赫随后回忆起了自己的经历："几年前，当我问父亲，为什么他到了50多岁就不再发怒时，他也表达了同样的观点。愤怒曾笼罩他的青春岁月，也扰乱了我们的家庭。他说，'我意识到自己不需要再为5分钱的挑衅生个5块钱的气了'。"

---

① 一种化学涂层，常用于不粘锅。

第4章 测量智慧
杰斯特–托马斯智慧指数

测量可测量的，把不可测量的变得可测量。

——伽利略

我相信证据。我相信得到独立观察者证实的观察、测量和推理。只要有证据，我就能相信任何事情，无论多么疯狂和荒谬。然而，越狂野、越荒谬的事情，证据就必须越坚实、越可靠。

——艾萨克·阿西莫夫《不羁的思绪：阿西莫夫谈世事》

我的患者约翰·B表现出了精神分裂症的大多数典型症状。他患有妄想症，认为他的社区是一个秘密实体投入大量资金努力进行改造的目标，目的是推翻基本价值观，这种价值观似乎在他每次来访时都不一样。他经历了幻觉，报告说自己在打电话时能听见莫名其妙的呼吸声，或者在杂货店和健身房看到有暗影跟踪他。约翰的报告不容易明白。他的思想可能杂乱无章；他的谈话也乱七八糟，充斥着各种流行语和观念。他还非常多疑，因此不愿意时时敞开心扉，描述自己的

想法与自认为看到的东西。

不过最近几周，他似乎平静了不少。他没有攻击性，睡得很多，也没有抱怨邻居或其他人。如果你询问带约翰来做检查或治疗的家属，他们会说约翰似乎开始好转了。他们说，他不再胡说八道，也不打架了。

但是如果你问约翰本人，他的说法会完全相反。他感到非常抑郁、难过、害怕。他努力做着一些看似常规的事情，比如握手、倒垃圾，或者与家人共进晚餐。有时候，他觉得如果自己死了会更好，并考虑自杀的方式。他没有跟别人分享这些，也没有分享其他想法和感受。

精神科医生跟患者及家属见面时，自然会倾向于给予家属更多的信任，并假定家属能够对患者及其病况提供清晰且"更客观"的评估。

但是，实际上，没有人比患者自己更了解自己的感受如何、怎样生活。如果约翰告诉我他很抑郁，我会相信他，并认真对待他所说的，即使他的抑郁迹象不明显，或者与教科书的定义不符。我们一次又一次读到，自杀或大规模谋杀者的亲友对这一暴力行为感到震惊。为什么会这样？

幸福感是一种主观的状态。有谁比你自己更了解你的身体与心理感受？健康自评是预测疾病进展、残疾甚至死亡的重要指标。还有一些出色的研究表明，社区中个人幸福感的主观自评指标，与该社区幸福感的客观指标（如犯罪率、房价和通勤时间）高度相关。

客观测量手段很难衡量一个人的主观特质或状态，比如焦虑。例如，一个歌手可能会给观众留下放松自如的印象，即便她/他或许正感觉很有压力，相当焦虑。因此，大多数对心理结构的测量都是通过主观或自我报告进行的，这并不奇怪。比如说，学者们一致认为，压力的最佳衡量标准是主观的——你觉得压力有多大？即使家人和朋友也无法完全评估一个人的人格，因为他们无法时时刻刻窥探这个人的心灵。在目前的科学水平下，测量智慧的最佳方法，也是对智慧不同组成部分相应的行为进行自我报告。我们可以期待未来的人能够研发出一套客观的智慧测量方法，但即便到那时候，这些测量方法也需要主观的补充。

盘点关键点

加拿大温哥华兰加拉学院的心理学教授杰弗里·迪恩·韦伯斯特，曾在《成人发展杂志》上发问："试图在纸笔问卷得到的参数中捕捉智慧，这是蠢货行为吗？这样一个丰富、多变又难以捉摸的概念，真能被简化为一个自评调查的总分吗？"

韦伯斯特为测量智慧做出了自己的宝贵贡献。他发现答案是肯定的，但有几条警告。

科学和基于科学的学科（如医学），都以实证或可实测的数据为基础，这些数据是能够验证，并经得起反复验证的。准确的测量手段是科学方法的基础，在过去数千年间逐渐发展起来。没有它，科学将只剩猜测和意见。

一旦有了正确的计量工具，实际测量就变得相对容易了。这些工具的基础是你能够看见、触到和计数的东西，通常来自我们自己的生理特征。例如，英寸这个单位来自于拇指的粗细，而且一般是某个英国皇室成员的拇指。英尺（foot，也有"脚"的含义）的意思也就是脚的长度。我们以 10 为基数的现代数字系统，无疑在很大程度上要归功于我们手指的总根数。

人类已经为重量、质量和时间发明了其他的客观计量单位，但是心理现象，比如说思维和感觉，要怎么测量？只要精神病学家、心理学家和认知科学家存在于世，这就是他们所要面临的挑战。

临床医生和科研人员用于诊断精神疾病的工具之一，是一份近千页的文件，叫作《精神障碍诊断与统计手册》（DSM）。它的目的是为各种精神疾病——从精神分裂症，到创伤后应激障碍——提供权威的描述、诊断和指南。《精神障碍诊断与统计手册》首次出版于20世纪50年代初，目前已经出到了第5版。

《精神障碍诊断与统计手册》第5版（DSM-5）能够用来可靠地诊断精神疾病。然而，它也有明显的局限性。它甚至也没有试图对精神健康，或者像韧性、智慧这样的积极行为给出临床定义。

当然，制订一个测量智慧的标准要比这复杂得多。要测量一个健康的人类大脑，确实比诊断或评估它的毛病要难很多。

但我们尝试了，也将继续努力。这是一项持续的苦工，但我们正越做越好。到本章末尾，你就能评估我们的劳动成果，以及你自己的智慧指数。

智商测试够聪明吗

对人格特质的客观测量中，研究最多的就是智商（IQ）。阿尔弗雷德·比奈的测试版本可能在历史上最为人所知，但也有几个别的版本被提出、建立与应用，如韦氏成人智力量表。智商的计算方法大概是：将一个10岁儿童的原始智商测试得分，除以所有10岁儿童的平均得分，然后将所得商乘以100，以便于记忆。

比如说，一项测试中，所有10岁孩子的平均分为50分，其中一个10岁女孩获得了60分。用60除以50，再乘以100，她的智商就是 120。斯坦福－比奈量表的正常或平均智商得分是 85～115 分。116～124 分，被认为是高于平均值；125～134 分，有天赋；135～144 分，非常有天赋；145～164 分，天才；165～179 分，超级天才；180～200 分，最厉害的天才。不到 0.25% 的智商测试参与者得分能进入"天才"行列。据信，阿尔伯特·爱因斯坦的智商约为 160，远高于平均智商，与演员多尔夫·伦德格伦（在电影《洛奇》中饰演伊凡·德拉戈）、电视脱口秀主持人柯南·奥布莱恩和棒球传奇人物雷吉·杰克逊的智商相近。

虽然智商测试是客观的，但也存在争议。智力测试被指控按种族、性别、阶级和文化背景对受试者进行不公平的分层。这种规范不像过去那样以国王为标准，而是以居住在西方国家城市或城郊的高加索人（白种人）为基础。因此，它们可能不适用于农村居民、少数族裔或来自其他非西方文化背景的人。

智商测试分数还受到答题能力的影响。一个孩子可能几乎没有做多项选择题的经验，或者只是做得不好，虽然可能同样聪明，但得分不会像更有经验、更熟练的孩子那么高。

最后，智商测试衡量的是一般智力，而不衡量人际交往技能、音乐智力或创造力等特定类型的智力。它也不评估人格或实用技能，并倾向于传播这样一种观念：人们天生就具有不可改变的智力潜能，这种潜能决定了他们在生活中能否成功。

最低限度的理解是，标准智商测试衡量的是聪明的某种类型。像美国高中毕业生学术能力水平考试（SAT）分数一样，它测量认知功能中的一个重要领域，并且在预测学业与工作成功方面有一定优势，但仍有着决定性的限制。智商并不能告诉我们一个人的情绪调节、同情或自我反思水平，而所有这些都是智慧的组成部分。

在哈佛大学教育学院研究思维和推理技能的大卫·珀金斯说：

"高智商就像篮球运动员的身高。当所有其他因素都等同，这一点就非常重要了。但并不是所有其他因素都等同。成为优秀的篮球运动员比个子高要复杂得多，成为优秀的思想家也比拥有高智商要复杂得多。"

如何量化智慧

没有什么简单直接的方法能用来审视人的智慧。我们不是生活在培养皿中，可以随时进行连续观察、记录和操作的简单生物。任何扭曲我们自然生活和环境的东西，都同样会扭曲我们在自然生活和环境中所做的事的性质，以及据此得出的任何结论。因此，研究智慧的人致力于向受试者提出精心设计的问题，或给出特定的困境，然后根据他们的思维或行为是否明智，来计算他们的答案意味着什么。

他们通过问卷调查和访谈来做到这点。首先是自评。研究者提出一个问题或陈述，例如，"我的朋友认为我很幽默"，受试者的答案通常是从"强烈不同意"到"强烈同意"。但自评有个明显的问题在于，它们是自我评估。人的本性就是对自己更友善、更宽容，或者至少比他人对自己更友善、更宽容；人也会努力展示更佳的自我形象，自认为这种形象在社会上更容易接受，或者可能正是研究人员寻找的。因此，我们倾向于令我们的感知优势最大化，感知劣势最小化。

还有一些研究智慧的人，使用同伴提名或同伴评分来判断一个人的智慧。如果你的大多数同伴认为你很智慧，那么你就被认为是智慧的。如果他们对你的睿智程度评价不高，你的智慧评分就会下降。如果你在谷歌上搜索"智者名单"，其中大多数都是这种调查的结果：所罗门、佛陀、孔子、苏格拉底、本杰明·富兰克林、赛珍珠、甘地、玛雅·安吉罗①、特蕾莎修女、林肯、丘吉尔。他们都经常出现在有关"史上最智慧的人"的各种名单上。共识意见是有价值的，但其结果会受到当代思维和普遍知名程度、受访者的个人偏见，以及打分者可能对他人的了解/不了解程度的影响。

改变范式

对智慧首次进行研究与评估的尝试，来自马克斯·普朗克人类发展研究所的保罗·巴尔特斯和乌苏拉·M. 斯塔丁格。巴尔特斯和斯塔丁格引入了柏林智慧范式（Berlin Wisdom Paradigm），我们在第 1 章中初次提到。严格来说，这个范式并不是一种智慧测试，而是一种研究和评估智慧的方法，这种方法试图避免对情绪或动机的"泛泛"讨论，而专注于可测量的技能。他们称之为"人生的基本语用学"。

在巴尔特斯和斯塔丁格的定义中，智慧是一种非常高级的智力专长，它也非常罕见。据他们估计，真正睿智的人很少。他们相信，智慧正因其在社会中的稀缺性而更加珍贵。

柏林范式基本上将智慧视为一种超常的认知能力。我思故我在②。我思考，所以我存在。如果我的思维更出色，我就会变得更好（因此也更睿智）。但是，人们不仅仅是靠理性思维驱动的，事实上可能正好相反：更多由情感来驱动。没有情感的智慧就像没有阳光的日子。或者，用时常像个哲学家的喜剧演员史蒂夫·马丁的话来说："如你所

---

① 玛雅·安吉罗（Maya Angelou，1928—2014 年），美国女作家、诗人。
② 原文为拉丁文。

知，黑夜 [①]。"

换句话说，没有情感参与的智慧不是智慧。这完全是另外一回事，就像白天和黑夜。

想象一个缺乏同情心的反社会型人格障碍患者。这些精神变态者不一定是凶残的罪犯。事实上，大多数普通的精神变态者在社会上的表现都还算良好。他们可能相当聪明，甚至成为显著成功的标杆。但他们很有智慧吗？我不这么认为。

"精神变态者往往表面上迷人，会给别人留下良好的第一印象，并且经常让观察者觉得他们特别正常。"斯科特·利林菲尔德和哈尔·阿科维茨于2007年在《科学美国人》期刊上写道，"然而，他们以自我为中心，不诚实，不可靠，有时他们做出不负责任的行为，除了纯粹出于乐趣之外，没有任何明显的原因。他们基本上没有愧疚感、共情能力和爱，对待人际关系和浪漫爱情随意而冷酷。精神变态者通常会为他们鲁莽且时常令人愤慨的行为找借口，反而把责任推给他人。他们很少从错误中吸取教训，也很少从负面反馈中受益，并难以抑制自己的冲动。"

这可不是对于智慧的描述。

智慧的三个维度模型

其他科学家已经加大力度，试图找到一种更全面的工具，用来测量智慧。乔治·埃曼·维兰特、丹·布雷泽和 C. 罗伯特·克洛宁格是3位精神病学家，也都是这个领域先驱，是令人钦佩的同事，书写过并

---

① 出自马丁的一次访谈，原话是"没有阳光的一天就像，如你所知，黑夜。"（A day without sunshine is like，you know，night。）

描述过智慧在个体层面的表现。另一位学者是莫妮卡·阿德尔特，佛罗里达大学社会学副教授，本书作者的长期合作者和好朋友。她的职业生涯中有相当一部分时间专注于对老龄，以及如何更好地老去进行研究。当然，变老和智慧通常是相辅相成的（稍后会有更多讨论），因此阿德尔特也花了大量时间思考智慧的本质，以及如何在测量晚年幸福程度的背景下衡量智慧。

2003年，阿德尔特发布了她的三维智慧量表（Three-Dimensional Wisdom Scale），通常称为3D-WS。基于维维安·克莱顿、詹姆斯·比伦等人更早的开创性工作，3D-WS将"智慧是三种人格特质的组合"这一判断当作前提。这三种特质为：认知（cognitive，纯智力）、反思（reflective，向内看的能力）和情感（affective，对他人的共情和同情）。

3D-WS为这三个维度间的关系和相互之间的联系提供了有价值的新见解。其中，每个链条都会加强其他两个链条；它们不是互相独立的。它们也并不是孤立发展的。

比如说，如果一个人认为"做任何事情都只有一种正确的方法"（认知），他／她也可能强烈同意，自己"容易被与我争论的人激怒"（情感）。

要是一个人强烈同意"无知就是幸福"（认知）这一说法，那么他／她也就不太可能强烈同意"我总是试图审视问题的各个方面"（反思）。

如果一个人说："单纯知道答案，而不是知道针对问题给出这个答案的原因，对我来说就可以了"（反思），他／她也可能会说："有时候，当别人和我说话时，我会想让他们走开"（情感）。

3D-WS面临的挑战之一是它的长度——它有39个条目。测试时间越长，疲劳、分心等问题对结果产生影响的可能性就越大（同时，更全面的量表也可能更有效）。

2015 年，我的研究小组——包括我自己、迈克尔·托马斯和凯瑟琳·班根，与阿德尔特合作，在 1546 名圣地亚哥县的居民中测试了最初的 39 项量表。这些居民也参与了前面描述的成功老龄化评估研究。经过多次调整，我们将量表缩减到 12 个陈述项，受访者依然可以选择从"强烈同意"到"强烈不同意"的各个选项，或者认为这些描述对他自己来说是不正确的。这 12 个陈述条目仍然涵盖了智慧的认知、反思与情感三个层面，成为了三维智慧量表的 12 项简化版本（3D-WS-12），具有良好的心理测量特性。

全新的自评智慧量表（SAWS）

在阿德尔特推出 3D-WS 的同一年，兰加拉学院的韦伯斯特也推出了他的自评智慧量表（Self-Assessed Wisdom Scale，SAWS）。

基于韦伯斯特的研究，SAWS 的目标是根据五个已识别的智慧组成部分来测量智慧。它们是重要人生经历（critical life experiences）、回忆和生活反思（reminiscence and life reflection）、对经验的开放性（openness to experiences）、情绪调节（emotional regulation）和幽默（humor）。

与 3D-WS 一样，SAWS 提供了 40 条陈述，并要求受访者根据对每条陈述的态度从六个选项中选一个，从"强烈同意"到"强烈反对"。SAWS 认为，对于睿智的人来说，他们的作答应该表明他们有能力管理自己的生活，对好坏事件进行谈判，同时最大限度地提升个人发展。他们应该接受不同乃至相反的观点，并对新的观点和事物（如音乐、书籍、艺术和食物）持开放态度。他们应该对自己和他人的情绪有所感知，能够利用幽默作为人际纽带和减压剂。他们应当能够反思自己的过去和当下，以帮助自己预见未来，或应对将来的困难。

和阿德尔特的量表一样，韦伯斯特的量表也强调智慧不是在真空中发展的。它不仅仅随着时间的推移而累积，而出现在"人生的紧急时刻，日常生活的混乱与艰辛中"。

已出版的智慧量表还有其他的几种，每种量表都有其优缺点。我和我的同事们认为，有必要设计一个新的量表，基于通过了同行评议并有共识的智慧组成部分，以及有关其神经生物学基础的假说，专门用于测量智慧。这促使我和我的年轻同事、量表开发专家迈克尔·托马斯，在我们小组其他几个人的帮助下作出研究。研发出的成果就是圣地亚哥智慧量表（SD-WISE）。

圣地亚哥智慧量表（SD-WISE)

SD-WISE 是建立在我们对智慧的心理与神经生物学模型最新理解的基础上。更具体地说，它试图测量的是智慧的确定组成部分，这些组成部分与大脑中不同的区域和活动相关，如情绪调节（emotional regulation）、亲社会行为（prosocial behaviors）、自我反思（selfreflection）、对不确定性的接受（acceptance of uncertainty）、决断力（decisiveness）和社会决策（给出建议）（decision-making）。我们朝理解基础生物学如何协调像智慧这样复杂的事物，迈出了这一步。

其中的许多功劳必须归功于前人和同事，如巴尔特斯、阿德尔特、韦伯斯特等，他们都为我们指点迷津、铺就道路。历经数月，经过多次迭代和大量改进，我和迈克尔·托马斯及其他同事对自我评估陈述的列表和组合进行了收集、评议、调整，并做了亲身尝试，然后确定了构成 SD-WISE 量表的 24 个条目。我们对参加成功老龄化评估研究的 524 名年龄 25—104 岁的成年社区居民进行了最终列表的测试。参与者还完成了 3D-WS 和 SAWS 量表评估，以进行比较。

这是个有条不紊的过程，涉及许多步骤和决定。我们需要排除痴呆或终末期疾病患者，以及英语不流利的参与者。对于这种类型的初步研究来说，这些限制是必要的，也确实代表了它们自身面临的挑战。智慧不仅限于说英语的人或住在圣地亚哥县的人。这是我们研究的公认局限，但我们总得从某处开始。

与其他量表一样，SD-WISE 包含了一系列陈述，参与者可以对每条表达同意或不同意态度。我们精心设置了 24 个条目，来调查我们之前工作中所识别出的"智慧要素"。

全部参与者被分为两个样本，一个较大的样本用作训练集，另一组用于数据验证。我们利用我们掌握的所有工具，根据我们对智慧的神经生物学理解，创造出测量智慧的最佳方法。

按照现代科学和统计学评估标准衡量，SD-WISE 量表被证明是可信而有效的。2017 年，我们在《精神病学研究杂志》上发表了我们的研究成果。这项工作引起了广泛关注，并获得了世界各地的媒体报道。值得注意的是，这是 SD-WISE 的首次现场测试。从那时起，SD-WISE 已被用于多项调研，包括圣地亚哥和意大利西兰托地区的孤独感研究，与 IBM 合作的研究，以及使用亚马逊"土耳其机器人"（Mechanical Turk，MTurk）[①] 的研究。MTurk 是一种众包的形式，能让研究人员以更高的效率和经济性，用上更大、更多样化的样本。

当然，还有更多的工作要做。例如，评估这个量表在不同社会文化背景、种族、民族，以及国家和国际样本中的信度和效度。像任何测试一样，它都能够获得改进与提升。在我们发表的研究中，我和我

---

① 亚马逊开发的一个众包平台，可以向公众发放问卷。

的同事概述了该量表目前的局限性，以及被提出来的改进方向。我们期望 SD-WISE 成为智慧研究中固有的、有价值的工具。例如，用于测量我们追求智慧的成功程度。

虽然你可以在 SD-WISE 上获得一个总分，但它不会告诉你，你的分数与同龄人、同性别者的分数相比如何。因此，我们最近开发了杰斯特 – 托马斯智慧指数（Jeste-Thomas Wisdom Index），这是对 SD-WISE 做出的改进和阐释。它将为你打出智慧总分，以及智慧六个组成部分的得分，还有来自同一年龄和性别的人群平均值。因此，你可以了解自己的整体表现和可改进之处。

做 SD-WISE 测试时，要放下你的自我和天生对给人留下更好印象的渴望。尽可能地公正、直率。这些问题经过了精心组织和措辞，来消除偏见。

用 SD-WISE 测测你有多智慧

下面有 24 个条目，从每个条目给出的五个描述符中选择最能准确描述您的一个。

1. 我善于察觉别人的感受。

（　）强烈反对　（　）反对　（　）中立　（　）同意　（　）强烈同意

2. 别人会来找我帮他们做出选择。

（　）强烈反对　（　）反对　（　）中立　（　）同意　（　）强烈同意

3. 别人说我能给出很好的建议。

（　）强烈反对　（　）反对　（　）中立　（　）同意　（　）强烈同意

4. 当有人向我寻求建议时，我常常不知道该告诉他们什么。

（ ）强烈反对 　（ ）反对 　（ ）中立 　（ ）同意 　（ ）强烈同意

5. 我很难做出决定。

（ ）强烈反对 　（ ）反对 　（ ）中立 　（ ）同意 　（ ）强烈同意

6. 我通常会及时做出决定。

（ ）强烈反对 　（ ）反对 　（ ）中立 　（ ）同意 　（ ）强烈同意

7. 我倾向于尽可能地推迟做出重大决定。

（ ）强烈反对 　（ ）反对 　（ ）中立 　（ ）同意 　（ ）强烈同意

8. 如果我不确定的话，我宁愿让别人帮我做决定。

（ ）强烈反对 　（ ）反对 　（ ）中立 　（ ）同意 　（ ）强烈同意

9. 当我不高兴的时候，我很难清晰地思考。

（ ）强烈反对 　（ ）反对 　（ ）中立 　（ ）同意 　（ ）强烈同意

10. 我在压力之下仍能保持平静。

（ ）强烈反对 　（ ）反对 　（ ）中立 　（ ）同意 　（ ）强烈同意

11. 我能够很好地从情绪压力中恢复。

（ ）强烈反对 　（ ）反对 　（ ）中立 　（ ）同意 　（ ）强烈同意

12. 我无法屏蔽掉我的负面情绪。

（ ）强烈反对 　（ ）反对 　（ ）中立 　（ ）同意 　（ ）强烈同意

个人进行杰斯特－托马斯智慧指数测试不需要任何费用。它是免费的。你想测多少次，就可以测多少次。事实上，SD-WISE 是一个成为公民科学家的机会。鼓励你的亲朋好友也来参加 SD-WISE 测试，不仅可以评估他们自己，还可以假装作为你来答题。比一比测试结果。你自己给出的分数与别人给出的分数相差多少？各方对某个人的智慧水平达成了多少共识？

至关重要的是，在这样的"实验"中，参与者之间必须相互信任。如果有人对批评很敏感，请考虑到这一点。确保维持良好的感受、相互尊重、爱和友谊。这是集体智慧的记号！

此外，保密至关重要。当研究人员进行这样的实验时，他们需要得到当地机构审查委员会批准，这种委员会一般是独立的伦理委员会，用于确保研究使用最佳操作。在正式研究中，研究参与者必须签署书面的知情同意书。在你的研究中，应该对任何相关的疑问或担忧展开讨论。确保每个人都乐于加入，没有任何压力。

SD-WISE 会给你提供一种智慧状态报告，其中包含若干特定指标，描述您在智慧的已识别组成部分方面的成绩。它还会给你一个"智慧指数"——一个数字，像是一条线上的一个点，而这条线一直延伸到你的余生。

在接下来几章中，我们将对智慧的具体领域进行详细探讨与调查，以及更重要的是，你可以做些什么来培养这些能力，并提高你的智慧指数。在此过程中可以重做几次 SD-WISE 量表，看看你进展到了哪里，或者只是重新调整你的思维。智慧是我们的目标，但它是一个没有终点的过程。不会有人"过于智慧"。让我们开始吧。

第二部分

智慧的组成部分

Components of Wisdom

在接下来的五章中，我们将深究本质：智慧的关键元素、特别是同情心、情绪调节、平衡的决断力与对不确定性的接受、自我反思、好奇心、幽默感和灵性。每一章都有一个基本结构，从一些历史、社会或科学背景、定义、测量标准和一点生物学知识开始讲起。

最后，每章也都包含干预措施的描述——对操控与提高智慧的尝试。多处都有你今天就可以做的事的清单（第三部分第 10 章更详细地描述了这些干预措施）。

你还会看到一些试验。这些试验的目的是解析智慧，剥离它的层次、触及它的核心。毫不奇怪的是，这些努力被编年史记录下来，并在众多已发表论文中引用。它们往往能带来令人惊讶的启迪，并有着决定性的创见。对于智慧研究而言，不存在简单又完美的"石蕊试验"[1]，因此弄清楚它的作用原理，以及为什么是这样，需要原创力、毅力，有时甚至需要棉花糖的帮助。

在实验室之外，也有一些故事——普通人或英雄人物的奇闻轶事——令人难忘地展示了智慧的组成部分，从共情和幽默，到好奇心和面对不确定性时的决断力。

智慧的每个组成部分都很重要。一个睿智的人也不可能平均地拥有智慧所有的组成部分，但各个组成部分加起来的和总是大于每个单独的部分。

---

① 将石蕊试剂滴进其他液体，可以通过颜色判断其他液体的酸碱性。

第5章 培育同情心

在野蛮、残忍、缺乏同理心、缺乏同情心方面，人类似乎有着巨大的能力。

——安妮·伦诺克斯，歌手、音乐人

在我们生活的时代，科学正在证实人类自古以来就知道的事情：同情不是奢侈品，而是我们获得幸福、保持坚韧与活下来的必需品。

——琼·哈利法克斯

乔达摩·悉达多是一个活生生的人，生活在约公元前500年，被后来人称为佛陀。他生于蓝毗尼园的一个贵族家庭，享有特权的生活使他免于遭受普遍的苦难。一天，到达婚龄后并已经结婚的悉达多来到了皇家围墙外。他第一次目睹了不加粉饰的生活，第一次看到一个老人、一个病人和一具尸体。这些景象令他极为不安，而当他了解到这些景象实际上是降临在每个人身上、不可避免的命运，包括他自己在内时，更加不安。

在那个充满预兆的日子中，悉达多看到的另一件事，是一位僧侣正在进行仁义的工作。悉达多将其视为一种迹象。他放弃了皇室的特权生活，成为一个无家可归的圣徒、一个追求更高意义的人。多年后，在菩提树下，他获得了完全的开悟。

佛陀是国际公认的智慧化身之一。他的人生故事正展现了智慧的组成部分，尤其是同情这一组成部分的发展。他经常就这个话题进行写作与思考。他在《慈经》中写道："向全世界散发无限的爱。"这是一组论述普世仁爱的实践与价值的对句。

在我自己读医学院和随后作为住院医师的生涯期间，我也看到了疾病、衰老和死亡。这很有启发性，但我总是很忙，经常很累，我的日日夜夜起初被长时间的课程、研究充满，最终还被在医院和诊所的实际工作与经历充满。

学医骨子里的艰辛往往会削弱一个人的人性，至少在一开始是这样。人可以被简化为一组症状，一个需要解决的医学案例。当你已经当班 8 小时，又看到一名患者在深夜两点进入急诊室时，你的第一反应可能不是对于有新机会服务有需要的人保持热情。

几项研究表明，医学生的共情水平从医学院第一年到第四年（最后一年）逐年下降，下降得十分严重，以至于许多医学院已经开始将与同情有关的课纳入正式课程。

例如，在加州大学圣地亚哥分校，一年级和二年级的学生在教师和执业医师的观察下，练习对"患者"进行临床检查。患者们其实是演员扮演的，他们经过训练，能够描述一系列特定疾病的疼痛与不适症状。但他们展现的背景故事远远不是标准化的。例如，在一个情景下，医学生遇到了一个变性男子，并被要求以尊重患者首选称呼和性别身份的方式，问出一段集中的病史。训练的目标是将偏见、判断和推定留在检查室之外，并学习如何将患者视为需要帮助的人。在某种程度上，我们都是需要帮助的人。

从医学院毕业并不会附带一个同情心文凭。住院医师随后极为繁忙的生活会带来紧张和消耗。通常需要一种特殊的境遇，才会使人真正意识到疾病和伤害中涉及情感的、非医学的方面。然后，医师的重点开始从纯粹在技术上追求准确的诊断和教科书规定的治疗手段，转移到关心另一个完整的人。

我现在不记得具体的时间点了，但我确实记得诊所里的一个共同时刻，它极大地影响了我的生活和我的观点。我当时正在孟买的爱德华国王纪念医院和塞思·戈登·桑德达斯医学院做精神病住院医师，突然间，一位家庭旧友因眼睛受伤出现在诊所。我刚见到他时，他的伤口被一条小绷带覆盖住了，但事实证明那伤口非常可怕。即便到了如今，我仍能清晰地回忆起那受伤的眼睛。我看到它时吓了一跳，差点晕过去。这并不是说这个伤口在血腥恐怖方面前所未有，你在医院里能看到很多吓人的东西，但我与这个患者有着既定的情感联系。他是一位亲友，过去曾多次帮助过我和我的家人。在那一刻，这种联系产生了强烈的共情和痛苦共担，令我毕生难忘。

几十年后，我与同事一起发表了一项研究，调查老年人同情水平的差异。我们安排1000多名年龄50—99岁的老年人完成了一份问卷。这份问卷测试了同情、韧性、过去和现在的压力源，以及他们对生活的感受。

关键发现之一是，在发展出帮助他人的愿望方面，比起单纯的年龄累积、当前的压力水平或个人的情绪功能状态，重要生活事件发挥了更大的作用。这是一个痛苦的代价，但我们个人的痛苦和损失使我们更容易理解他人的感受。我们也经历过这些。俗话说，在论断他人之前，要"穿着他的鞋走一英里路"。自愿做这件事很难，但当你自己或你身边的人遭受痛苦时，你可以感到痛苦，并体会到真正的共情。

利他的大脑

对于智慧，或者变得更智慧来说，任何一个组成部分都没有亲社会行为这么重要——做有益于他人或整个社会（因此，也一样有益于你）的事情。这些都是由共情、同情和利他主义等特质驱动的。在此重复一下这些术语的定义，共情（empathy）是理解与共享他人感受和想法的能力，同情（compassion）是将共情转化为有益的行为，利他主义（altruism）是指在不期待任何外部奖励的情况下帮助他人的行为。

人类是群居动物。总的来说，我们独居的日子并不好过，至少只要时间够长就不好过。当我们发明新的不与他人共度时间的方法，从封闭的社区和疗养院，到网上购物、奈飞（Netflix），以及无数不需要你实际看另一个人而能与之交谈的手机应用程序时，我们都忽视了这一事实：我们需要他人的存在。封闭将让我们自食其果。

根据皮尤研究中心 2015 年的一项调查，在青少年中，58% 的人表示通过智能手机给朋友发消息是他们首选的沟通方式。只有 10% 的人更喜欢打电话。18—24 岁的年轻人平均每天来回发送 109.5 条信息，即每月约 3200 条信息。

这颇有某种讽刺意味。2020 年，随着国家、政府和社区试图减缓及阻止这种导致 COVID-19 的新型病毒进行传播，人们普遍熟悉了"社交距离"这个词。那时的社交距离要求人站在离其他人至少 6 英尺（约 2 米）的地方，这是呼出的飞沫无害地落在地面所需的估测距离。作为抗击病毒传播的公共卫生手段，它自古至今一直是有效的。但我们在此真正谈论的不是社交，而是身体上的疏远。

在困难时期，与他人社交的需求就变得尤为重要。我们需要彼此的支持、指导、建议和智慧。因此，虽然我们经常抱怨过度使用电子设备和社交媒体，并对千禧一代的少年和年轻人指手画脚，但使用电话、短信、电子邮件、FaceTime、Skype、Zoom①等的能力帮助每个人更好应对如今我们这种被迫保持身体距离的情况，这不啻为额外的讽刺。当物理上保持亲密被禁止时，通过技术实现的虚拟亲密成了维持社会联系的主要工具。

但是，在团体中生活下去并保持顺遂，意味着知道如何与周围许许多多的人相处，无论是不是真正在周围、是不是紧密相关。这在今天可能比以往任何时候都更具挑战性。如果我们允许自己敞开与人接触，就会遇到更多样的人和更多元的文化、社会形态与观点。真正的智慧与优雅需要开放的心灵和头脑。亲社会行为通过共同利益来确保个人利益。

洛克菲勒大学教授、神经生物学家唐纳德·普法夫在2015年出版的《利他的大脑》一书中写道："人类'天生'擅长行善，就像我们'天生'就能学习自然语言一样。"普法夫认为，我们本来就更倾向于慈善而非自私。

这一论点是基于普法夫所谓的"利他大脑理论"（altruistic brain theory）。该理论认为大脑会分步处理利他主义，所有这些都植根于基本的、科学理解充分的神经认知机制，这些机制被进化出来是用于促进亲社会行为的。

同样，这个想法是进化的造物，也是进化的必然产物：与其他猿猴和别的动物相比，人类出生得"太早"。人类幼崽需要多年的照顾，这反过来又需要许多人的参与，从父母到祖父母，再到远亲和周围社区——这就需要一个村庄的力量。

---

① 后三者均为网络通信应用，可支持语音和视频通话。

因此，引用发展心理学家迈克尔·托马塞洛和普法夫的话来说："智人对于在文化群体中合作行动和思考的适应，达到了前所未有的程度。事实上，人类所有最令人印象深刻的认知成就——从复杂的技术到语言和数学符号，再到复杂的社会制度，都不是个人单独行动的产物，而是个体之间互动的产物。"

换句话说，我们倾向于为他人做正确的事，因为这通常也是对所有人最好的事。

从古至今促进共同利益、超越自身利益，这些品质被不同的文化所认可，也是智慧的重要组成部分。亲社会的态度和行为，如共情、同情、社会合作和利他，从有历史记载以来一直受到尊重和效仿。

两千多年前，古希腊悲剧作家欧里庇得斯写道："当一个善良人受到伤害时，所有善良人定将与其同历磨难。"

古埃及人认为，心脏是人类智力、智慧、情感、记忆和灵魂的源泉。在木乃伊的制作过程中，心脏是为数不多的不从身体中取出的器官之一，因为埃及人认为死者在来世还需要它所带来的这些资源。另一方面，脑却被广泛认为只是颅骨里的填充物。木乃伊制作者通过尸体的鼻子插入一个长钩，将其捣成液体、振荡，然后舀出并扔掉。

这种以心脏为中心的观念在很久以前就被推翻和抛弃了，尽管这种思想的残余仍然存在。比如，我们仍然会说"用心记住""心地善良"，但现在我们了解到，像共情这样的特质实际上存在于脑的前额叶皮质中。这一区域位于额头正后面，覆盖了大脑皮质的前 1/3，并包含一种叫作镜像神经元的脑细胞。

早在 20 世纪 80—90 年代，意大利的神经生理学专家在研究猕猴的脑功能时就发现，猴子的一些脑细胞具有非凡的镜像功能：当猴子进行特定活动，例如，拿起一块食物时，它们就会发光，而在看到另一只猴子做同样的事情时也会发光。

人类也有镜像神经元。它们对我们人性的本质十分重要，并有助于解释我们怎样通过模仿进行学习，以及为什么我们会与他人产生共情。当你看到公园里那个毫无戒心的家伙被跑偏的飞盘击中头部时，你会退缩；当你听见关于棒球投手和击球手之间紧张对决的广播报道时，你会感到心跳加速；或者，在一部催泪的电影中，你会在角色死去的场景中抽泣。这都是因为你的镜像神经元正在工作，让你能够对他人感受与意图产生洞察，这种洞察是即时的，也是基于本能的。

镜像原理甚至延伸到了我们的触觉。研究人员发现，当人们看见另一具人体被触摸时，这种纯粹的视觉输入就会激活脑中的触觉感受区域。甚至有极少数人报告说，当他们看见别人被触摸时，会感觉似乎有人在触摸自己的身体，这种现象被称为镜像触摸联觉。

镜像神经元与心智理论有关。这一理论表明，我们能够将心智状态（如信念、意图、欲望、感觉、知识）归因于自己和他人。人类并不是天生就有这种能力，但它发育得相当快。6月龄婴儿已经能表现出理解他人注意力的迹象，并发现选择性地看着某样东西的行为意味着发现了一个有趣的对象。他们很快就学到，注意力可以通过用手指点来进行引导和共享，这需要婴儿明白另一个人具有一种独立的心智状态。这是一种自然而然、不可避免的明白。它让我们在看到微笑时，从本质上理解并感受对方的快乐。它把我们作为人类联结到一起。当小婴儿观察和模仿面部表情时，镜像神经元就会被激活，已有研究表明这种激活与共情能力的水平相关。

共情的缺失

心智理论的缺陷，则与某些心理障碍和疾病状态有关。例如，孤独症谱系障碍、精神分裂症患者、可卡因成瘾者、酒精中毒患者的大脑，可能不会像"神经典型人群"① 那样来处理社会线索，尽管这并不一定意味着他们缺乏共情。有说服力很强的证据表明，他们只是需要别的心理工具来准确评估与表达共情。反社会者和精神变态者是具有反社会倾向与行为的人。他们可能会对他人产生不同程度的共情，但这种共情很容易被更大、更引人注目的自我利益所压倒，例如，病态的说谎行为或完全缺失的悔恨。遗传易感性和环境影响都会塑造反社会性格。

精神变态者可能很聪明，看起来很正常，甚至很迷人，但总是缺乏良知和责任感，也无法为他人带来温暖。很多研究表明，精神变态者从本质上不具备共情能力。例如，芝加哥大学的研究人员使用标准化工具，对 80 名年龄 18—50 岁的犯罪者的精神变态水平和脑部成像进行了测试（毫不奇怪，监狱中的精神变态发病率高于普通人群，监狱中约为 23%，而普通人中为 1%）。

高精神变态分数组的参与者在大脑的腹内侧前额叶皮质、外侧眶额叶皮质、杏仁核和中脑导水管周围的灰质部分明显表现出更低的激活，但与对照组相比，纹状体和脑岛更为活跃。

脑岛更为活跃这一发现有些出人意料，脑岛参与情绪和躯体感觉的共鸣，即我们的身体与他人的能量频率可以产生互动。有时你气场很顺，有时则不会。然而，其他的发现与现有证据一致，表明在精神变态者中，与共情、镜像、直觉和协调相关的区域不太活跃。

---

① 神经典型人群（neurotypicals）又译"神经标准人"，指按照"正常"方式思考、感知和行为的人。

神经病学家詹姆斯·法隆于 2013 年出版的《天生变态》(*The Psychopath Inside*)一书中写道:他出于好奇,进行了一系列基因检测和磁共振成像(MRI),结果却显示自己符合精神病态者的病理特征。法隆是个已婚男士,人生幸福。他告诉《史密森尼学会杂志》,他知道自己具有一种"令人讨厌的好胜心"。他说:"我不会让我的孙子们在游戏里赢过我。我也做过许多十分气人的事。"但他不认为自己是精神变态者。他并不暴力,也没有成为冷酷骗子或连环杀手的倾向。

法隆认为,他之所以逃脱了这种黑暗的命运,部分原因是他成长在一个正常、充满爱的家庭,父母给予了他深刻而持续的关怀,这加强了他大脑前额叶皮质等区域的发育,而这些区域可以调控冲动与鲁莽行为。他还在长期努力,有意识地改正冒犯行为,做正确的事情,并更经常去考虑他人的感受。

但法隆说,他的同情并不是完全出于仁慈:"我这样做不是因为我突然变得很善良。我这样做是出于自豪,因为我想向每个人及我自己证明,我可以做到。"

精神变态者和孤独症谱系障碍患者之间有着明显的区别。后者友善且乐于助人,但可能缺乏理解他人的心理状态和情绪的认知能力。因此,他们在共情的认知方面存在缺陷,但帮助他人的愿望(同情)是存在的。相反,精神变态者或许能够从认知层面理解他人的心理状态和情绪,也就是说,他们拥有共情能力;他们可以像读书一样读懂你,但他们缺乏同情,即帮助他人的愿望。

即便如此,法隆的例子也表明,生物学并不决定命运。尽管他在生物学上很容易成为精神变态者,但他所获得的家庭支持与照顾,加上他的决心,使他成为了一位懂得体贴的神经科学家,并且正在帮助他人理解人类行为。同情和智慧都是可以改变的,能够通过适当的干预来增加!

为什么要关心陌生人

同情和利他是近亲。它们都与社会合作有关，这是动物世界能够大量观察到的另一种古老而普遍的行为。它也有着深刻的演化根源。社会合作的好处往往是相互的。蚂蚁、蜜蜂、狮子和黑猩猩的生活方式都是有关社会合作的明显例子。它们表现出同时有利于个体和群体的亲密行为。

人类也会表现出相同的行为，尽管不一定是为了生存。要是你帮助同事完成了一项任务，这可能也会为你带来帮助。快乐的老板才能创造快乐的工作场所。但利他主义不同于合作，而可能是一种单向的行为，甚至可能伤害利他行为的实施者。

人类的利他主义是一种关心他人福祉的行为，例如，扶老人过马路或给慈善机构捐款等。只要寻找，你就能在日常生活中看到无数随机的善行实例。几年前，圣地亚哥本地的一名记者迈克·麦金太尔辞去了工作，除了身上的衣服之外，几乎把所有的东西都给了别人，然后踏上旅途，决心在没有任何物质财富或资源的帮助下横穿美国。他名下和口袋里一分钱也没有。如果他能够成功地到达美国东海岸，在途中吃饱饭，获得保护和交通便利，那完全是由于陌生人的善意。我很高兴地告诉你，迈克成功了。他一直活到今天，身体健康，而且由于这项努力，智慧也变得不可估量。

陌生人帮助迈克，是因为他们认为他需要帮助。这种帮助可能是一顿饭或一个睡觉的地方。他们的行为纯粹出于利他主义。

而"超常利他主义"还远远不止于此。这是一种毫不模糊的利他主义行为，事实上，也会对利他主义行为人造成伤害或带来风险。它不仅涵盖了捐赠像肾脏这样的器官（会牵涉到相当大的疼痛和压力），而且还将这个器官捐给一个完全陌生的人。

肾脏是最常见的移植器官。肾脏捐赠的数量是排名第二的移植器官肝脏的 2 倍以上，但是满足需求的肾源仍然不够。超过 10 万人正在等待肾移植，每月新增 3000 名患者。中位等待时间约为 5 年，每天有 13 人在徒劳的等待中死去。

绝大多数移植肾来自已故捐赠者，主要是在申领驾驶执照时或国家登记处指定自己为捐赠者的美国人，其中的 30%～40% 有机会将肾捐出。活体捐献者（选择捐出两个肾脏之一）的人数要少得多，目前正在下降。在不知道接受者的情况下，无私地给予肾脏的活体捐赠者人数，更多少得可怜。

数年前，研究人员试图找出这些愿意将自己的一个肾捐给陌生人的人是谁。1999—2009 年，他们从数十万例肾脏捐赠中鉴定出了 955 例纯利他型的捐肾。科学家们发现，向陌生人捐肾的超常利他主义行为与"幸福引擎模型"（engine model of well-being）密切相关。该模型大概说的是：当人们生活状况良好时，会变得特别善良和慷慨。健康和收入等客观指标会激发积极的情绪，增强意义感，最终会带来真正的慈善。

向陌生人捐献肾脏的人不仅分享了一个器官，还分享了他们的情绪状态：我（很幸运）身体健康，你也应该这样。

自我关怀的重要性

自我关怀 [①]（self-compassion）——也就是关注和关心自己的个人缺陷、错误、失败及痛苦的生活状况——对幸福感和适应力至关重要，

———————————

① 也可译为"自我同情"。

也可能会反过来带动自己对他人的同情。

印度诗人萨诺伯·汗写道："即使在最孤独的时刻，我也有自己做伴。"

这不是说要宽以待己、严以律人。要认识到每个人，包括你自己，都并不完美。我们都会犯错，我们都会失败。荷兰马斯特里赫特大学的埃尔克·斯梅茨在论及 2014 年发表的一项研究时写道："自我关怀将自己有缺陷的状态与人类共同的境况联系起来。"

在这项研究中，斯梅茨及其同事进行了调查：与简单传授一般时间管理技能的干预计划相比，传授自我关怀能否增强一组女大学生的韧性和幸福感。

接受正念训练（mindfulness training）课程的参与者学习如何意识到、解决和平衡生活中的好与坏，随后在对同情、乐观、幸福和自足性的测试中取得了更高的分数，这进而又让他们更可能与他人分享这些好处。

对自己和自己在世界上的地位感到满意时，我们更可能愿意与他人分享。然而，令人惊讶的是，对他人的同情并不总是与自我关怀相关。仁慈的医生或牧师可能对自己比对别人更苛刻。同样，那些痛苦的、需要帮助的人可能对他人更能抱有共情和同情。

加拿大安大略省威尔弗里德·劳瑞尔大学的神经科学家们进行了一项有趣的实验。他们要求研究的参与者写下一段文字，要么关于自己曾发号施令的时刻，要么关于自己曾需要他人帮助的时刻，并通过这种方式将参与者们随机置于产生有力感或无力感的心理状态中。

然后，每个人都观看了一段中立的视频——一只匿名的手在挤压一个橡胶球，同时科学家们跟踪记录他们的大脑功能情况。他们特别观察了镜像神经元的活动。科学家们假设，镜像神经元活动越强，观众就越能与视频中那个看不见的人共享捏球的时光。

对于陷入无力感的研究参与者来说，看着手挤压橡胶球会引起相当大的镜像神经元活动，而对于感到有能力的参与者来说没有那么多。基于镜像神经元活动水平，他们对权力的感受似乎抑制了共情反应。

自我关怀不同于自恋。自恋（narcissism）是指对自己在世界上的重要性进行夸大。这个词来自希腊神话中一个深爱自己的男子。这个性别象征十分恰当，因为男性比女性更容易自恋。自恋是一种人格特质，不同人自恋的程度也不相同。当自恋的病情严重，并对精神功能产生不利影响时，它就可能会成为一种疾病，叫作自恋型人格障碍，是精神科（医学）的诊断。由美国精神病学协会出版的《精神病诊断手册》（DSM-5）要求在给出的九条标准中至少符合五条，例如，对自我重要性的夸大、对过度钦佩的需要、权力感、缺乏共情能力和人际剥削行为。

社交媒体和自拍会鼓励自我关注并促进自恋吗？与其他人格特质一样，自恋的特征部分由遗传决定，部分由环境决定。仅仅有个茁壮的 Facebook、Twitter 或 Instagram 账户 [1]，或者你的手机上储存了几千张自拍，并不一定意味着你是个自恋者。

但是，许多社交行为与所谓的浮夸自恋（grandiose narcissism）之间有着密切的联系。这是一种轻浮、自信和在人际关系中主导的风格。这些人的自我感受发生了膨胀。他们在做决定时过于自信。他们似乎不会从错误中吸取教训。

自恋程度高的人（表现得浮夸、缺乏同理心、需要崇拜）喜爱社交媒体的理由显而易见。因为社交媒体是可以彰显和宣传自己的有力工具。使用社交媒体程度越来越深的人，可能会开始表现出更明显的自恋迹象。

---

[1] 均为社交媒体。

社交媒体不会制造自恋。当然，使用社交媒体的人也不都是自恋者，但自恋者可能会更频繁地使用社交媒体。

更高程度的自恋会导致对他人缺乏同情心，这也并不是智慧的象征。

同情的性别与遗传差异

有些人天生就比其他人更有同情心。共情能力和利他主义等特质似乎具有一定的遗传基础。例如，在对有着相同基因组的同卵双胞胎的研究中，研究人员发现，30%~60% 的利他主义倾向，像是帮助陌生人或捐款给慈善机构，可以用遗传学来解释。相反，其差别则更可能受到社会或文化因素的影响。

女人比男人活得长。确切原因尚不清楚，但可能是生物学的，例如，性染色体带来的不同影响（女性为 XX、男性为 XY）。那么智慧是否也存在性别差异，尤其是同情心方面？

我的不科学的研究表明，在世界宗教中，智慧女神比智慧男神多！在我自己的家庭中，我身边也有 3 位非常聪明和成功的女性——我的妻子索纳丽和我们的两个女儿沙法丽、尼鲁姆，她们都是儿科子学科（分别是精神病学、神经病学和肿瘤学）的委员会认证医师。毫无疑问，我的家庭在智慧上存在性别差异。女人更聪明。

阿德尔特 2009 年在佛罗里达大学进行了一项研究，对 464 名本科生和 178 名 52 岁及以上的成年人进行了抽样调查，利用她的三维量表来衡量智慧的认知、反思和情感（或同情）这三个组成部分。阿德尔特发现，女性在智慧的情感维度上得分更高，包括共情性和无私性，而男性在认知领域（自我认识、理解）得分较高，尽管仅在年龄较大的队列中表现得如此。我们自己通过正在进行的成功老龄化评估研究——自 2011 年以来一直对 1500 多名随机选择的居民进行跟踪研究及其他几项调查——也发现了智慧中富有同情心的部分女性得分明显更高，但没有其他与智慧相关的两性差异。

一般来说，女性比男性更具共情能力，也有实证证据支持这一点。比如，1995 年斯堪的纳维亚的一项研究发现，女性比男性更愿意非自愿地模仿他人的情绪表达，这种行为被认为反映了大脑镜像神经元活动的增强。

2003 年的一项研究发现，当女性被要求识别他人的情绪时，她们在监测中的大脑显示出的区域活动表明她们自己也在经历这些情绪。相反，男性大脑中，与被要求识别他人情绪的相关部分与理性分析有关。男性观察其他人的情绪，然后考虑他们之前是否见过这些情绪，以及这些情绪是否有名字。

婴儿时期的男孩和女孩在识别自己或他人情绪的能力上，似乎没有一致的差异。1993 年的一项研究发现，男婴对他人的敏感性和注意力与女婴一样高。然而，成年男性与女性使用不同的标准来衡量道德困境。一位科学家告诉美国国家公共广播电台，在 2015 年发表的一项此类研究中，如果伤害一个人可以挽救更多的人，女性更可能对此产生负面的、情绪性的、本能层面的反应，而男性则不太可能表现出这种强烈的情绪反应。

大脑在解剖学和生理学方面存在一些细微的性别差异，但它们与智慧的相关性（如果有的话）还不清楚。也许同情心产生性别差异的部分原因来自激素：睾酮 vs. 雌激素。除了生理职责之外，睾酮水平还与典型的男性行为有关，如攻击性和支配欲。相反，雌激素似乎更能促进抚育、仁慈和同情的行为。

加州大学伯克利分校的研究人员发现，有证据表明，更具共情能力的人拥有催产素受体基因的特定突变。催产素是一种神经肽（一种类似蛋白质的小分子）类激素，在对抗压力方面起着重要作用。它在分娩、哺乳和性高潮期间被释放到血液中。它在人类，以及诸如草原田鼠和大鼠等动物的社会联系中发挥作用。

过去的研究发现，雌性草原田鼠（小鼠的亲缘动物）大脑中释放的催产素，对于它与其性伴侣形成一夫一妻制配对关系十分重要。分娩后服用阻断催产素活性的药物的雌性大鼠，则并不会表现出典型的母性行为。在人类中，实验也表明，服用一定剂量催产素的参与者更有共情意识，更愿意去帮助他人，包括陌生人。

在一项比较新的研究中，多伦多大学的科学家拍摄了一些长期伴侣之间的对话，讨论的是毫不浪漫的个人痛苦经历。然后，研究者播放对话中最激烈部分的 20 秒视频剪辑，不带音频，给不认识这对夫妇的参与者观看。

参与者被要求仅根据夫妻俩的可见行为，从同情心、可信赖程度和社交智力方面评价视频中的人。总的来说，观众认为更具同情心的人，是那些已具有提升催产素感受能力的基因突变的人。

"这些行为向完全陌生的人发出了信号，表明这是一个值得信赖的人。这证实了轻微遗传变异的力量，也说明了人类发现差异的惊人能力。"这项 2011 年发表的研究的合著者、博士后亚历山大·科根如是说。

从握手到临终关怀

饱含同情的行为，无论大小，都会改变其中每个人的生活。

1987 年，艾滋病疫情暴发 6 年后，在恐惧和散布恐惧的氛围之中，戴安娜王妃在英国第一家专门治疗人类免疫缺陷病毒

（HIV）感染和艾滋病的诊所开业期间，与一名艾滋病病毒感染者握手，这一事件众所周知。

当时她 26 岁；他 32 岁，奄奄一息。

今天，这被认为是一种表达善意与关注的常见行为，但在当时是一种罕见行为。戴安娜没有戴防护手套或穿防护服。研究人员已经知道这种致命病毒不会通过普通的接触传播，但世界上大多数人都不这么相信，对这种尚不了解的疾病充满震惊和恐惧。

戴安娜王妃简单而独特的亲善行为，推动开启了"终结围绕艾滋病和艾滋病患者的普遍恐惧"这一进程。毫无疑问，戴安娜天生就富有同情心。传记作家记述了她对人的非凡直觉，这是一种接触人、联系人的自然倾向。她是一个"拥抱者"。她与 HIV 感染者的握手是她个人特质的自然延伸，但她也有意识地对这种特质进行了大力锻炼和放大。在接下来的几年间，她对被社会忽视或回避的患者进行了多次充满悲悯的床边探访，包括在里约热内卢一家孤儿院里被遗弃的儿童、伦敦的无家可归者收容所、多伦多的临终关怀医院、印度的麻风病诊所，以及多家收治癌症患儿的医院。

她曾说："我每周至少动身 3 次，每次最多花 4 小时，与患者们握手交谈。他们中的一些人会活下去，另一些人会死，但他们还在这里时都需要被爱。我努力在那里陪伴他们。"

根据传记作家的部分说法，这种怜悯心是她悲惨而短暂的一生的试金石，因为她努力在个人生活中寻找共情、同情和幸福。1997 年，她死于一场致命的车祸，但她超凡、公开的同情心鼓舞了数百万人。在她去世时，一个公共纪念基金筹集到了

4400 万美元的捐款。直到 2012 年这一基金关闭前，它向 471 个组织提供了 727 笔赠款，并在慈善事业上投入了 1.45 亿美元。

关怀是护士职业使命的一部分，尤其是那些照顾病情最重或即将死亡之人的护士，如癌症患者或接受临终关怀者。然而，不断暴露在令人揪心的情绪挑战中，无疑会导致一种真实的威胁，即同情疲劳。能抵御并克服这种情况的护士和其他护理人员，就是我们中最智慧的人之一，部分原因是他们所做的事情，以及这种情绪对他们的影响。

几年前，北卡罗来纳州的研究人员采访了 30 名肿瘤科护士，询问他们照顾癌症患者的经验。访谈的目的是确定这些经历是否带来了护士们的个人成长。

在所有的案例中，答案都是肯定的，并且在某种程度上巧妙地反映出了智慧的组成部分。护士们说，他们从中学到：生活是不确定的，必须无条件地接纳。

他们也学会了用正确的角度看待事物，不再为小事操心。

一位临终关怀护士说："回家后，如果事情一团糟，或者事情没有收拾好，或者事情没有做完，我记得我丈夫就会变得很激动，但我当时在想：'谁在乎？我已经回家了。'"

研究人员描述了一个称为替代性创伤后成长（vicarious post-traumatic growth）的过程。护士不仅仅"通过观察患者的痛苦和死亡经历来学习或获得成长。相反，他们在喜欢或难忘的患者死亡之后，亲身经历了痛苦、失去和悲伤"。

从某种意义上说，患者的经历成了他们自身的经验。护士们说，他们变得更能够共情，情感更加成熟，能够更好地识别个体差异和身份，承认局限性，提升人际交往技能。

一位护士说："因为在这里，在这份工作中，你不再只是过着自己的生活。你参与了所有这些患者的生活。因此，你不仅能够从这份工作中带走你作为一个人所学到的东西、所经历的东西，你还能带走其他人告诉你的东西……你带走了所有这些个人经历，并……将它们融入自己。"

另一位护士描述了她教导女儿要与人为善的努力：

如果别人过着悲惨的生活，（我的女儿）能做点什么，来帮助他们过得好一些？只要试着帮帮他们。你需要帮助，好吧，请自便。但是，然后你要超越你自己，为别人做点事。你能为你周围的人做什么？我觉得你来到人间要带着某种目的。你打算怎么办？……你今天在这里呼吸，你很健康……你怎样才能给别人的生活带来欢乐？

同情是一种双向给予的行为。你变得越富有同情心（即便这需要付出一些积极的努力），对每个人（包括你自己）的好处就越大。

冥想有帮助吗

作为一种自然本能，同情是在很长的时期内进化出来的，但它也可以通过学习获得。事实上，我们的大脑可以在这个过程中发生根本性的改变。

例如，2013 年的一项研究中，研究人员对一组参与者进行"同情训练"，然后测试了当他们发现其他人陷入困境时，神经元水平上发生了什么。

与早期测试和对照组相比，这些参与者的特定脑区被点亮了：内侧眶额叶皮质、壳核、苍白球和腹侧被盖区，这些区域都与积极的情感与联系有关。研究结果表明，有意识地培养同情心提供了一种新的应对策略，这种策略可以促生积极的情绪，如兴趣、警觉、快乐与喜悦，即使在面对他人痛苦时也是如此。

冥想是一种古老的减压方法，据记载可以改善人的身心健康，以及对自己和他人的感受。最近的几项研究表明，你不必远赴其他大陆拜访瑜伽大师，也不必登上山顶才能放松。

2016 年，英国科学家进行了一项随机临床试验，研究了仁慈冥想（loving-kindness meditation，LKM）在线授课的有效性。仁慈冥想源自佛教传统，即安静舒适地坐着，深深地、带有反思性地潜入你的内心灵魂，剥离外在的关注和担忧，寻找内心的和平、爱和宁静。这是一种经典的冥想方法。

英国研究人员表示，这种方法起到了作用，增加了参与者的放松感和成就感，尽管他们注意到还需要进行更多的研究，包括设计更多方法，向不同人群有效提供在线仁慈冥想。

在 2017 年发表的另一项研究中，俄亥俄州立大学的研究人员招募了护士、医生、社会工作者和其他人，参加在线冥想课程。也许有点讽刺意味的是，同情水平可能会受到医药健康专业训练的损害——有许多医学院学生经历了同情心的侵蚀，最终参加了恢复同情心的课程。

俄亥俄州立大学的研究与上述仁慈冥想的研究做了几乎相同的事。通过有关身心实践的在线培训，研究人员发现，参与的医疗保健专业人员在幸福感、感恩、自我关怀和自信方面得分较高，这些提升无疑都有利于对患者的照护。

毫无疑问，同情心冥想可以维持一些人的深厚底蕴，但培养更大的同情心并不必进行毕生的操持与奉献。这个目标可以通过相对更简短的干预来实现。像每天一分钟的安静与反思，或每周记录感恩理由这样的锻炼，就可以产生积极的情绪结果，减少抑郁症状，提高生活满意度。

克拉根福大学的朱迪思·格鲁克，于2014年在《老年学杂志》上发表一项研究后表示："智慧的人比别人更懂得感恩，他们也对别人不会感恩的事心存感激。"

格鲁克及其同事进行了两项小型研究。其中一项研究中，他们利用报纸和广播广告征集被认为很有智慧的人的名字。在被提名者中，有47名男子和女子同意参加研究，他们的平均年龄为60岁。研究又随机抽取了47名年龄和教育程度相似的成年人作为对照组。

所有参与者都接受了访谈，有关他们最困难和最好的生活经历，以及他们在生活中学到的最重要的经验。总的来说，31%的人表达了对上帝、对他人或对生活经历的感恩，无论是在高光时刻，还是艰难时世中。那些被别人认为更有智慧的人，比对照组更有可能表达感激之情。

感恩，即使只是对走出困难经历的感谢，也是智慧的原材料与最终产物。在被提名为智者的研究参与者中，一名76岁男子在心脏病发作后幸存下来。他感激地说："因为重获新生，我要学习新的人生经验，并开始以不同的方式看待生活。"

培养同情心，另一个更简单的方法，就是闭上眼睛，想象那些生活中对你特别友善的人，然后默默地重复诸如"愿他们平安快乐"或"让他们健康幸福"之类的短语。

时常，为自己、为亲人、为邻居、为每个人做这样的祝福。在受到鼓舞的幸福时刻，友善地想想那些你不容易记起其善意的人。像任何练习一样，你冥想的次数越多，就做得越好，心理上的益处也就越强。

2013 年，威斯康星大学麦迪逊分校一项研究的主要作者海伦·翁表示："这有点像举重训练。"这项研究的目的是研究成年人能否通过训练来学会同情。她说："使用这种系统的方法，我们发现人们实际上可以培育出同情的'肌肉'，并用关心和助人的愿望来回应他人的痛苦。"

大写的感恩

另一种建立共情的方法，是写一本感恩手帐。许多最伟大的名人都有记手账的习惯，定期书面记录他们的思想和活动。爱因斯坦、马克·吐温、达·芬奇、居里、杰斐逊和达尔文都写手账。你不需要草草记下重力理论或自然选择理论，只需每天要写几行话来描述令你感到愤怒，或给你带来满足和快乐的事情。这些事情可以是一个朋友、一顿最喜欢的饭、一句搞笑的台词，或者看到一只蜂鸟在晨曦中闪烁着色彩。一项又一项研究发现，这些回忆和休息的时刻可以明显带来情绪的平复与提升。好心情会带来好事情、好生活，也或许有一天你能够伟大到让你写的手账只凭你的姓氏就能查到。

用好每个词

良好的词汇也能增强共情。2006 年，发表在《神经影像学》期刊上的一项研究中，西班牙研究人员让参与者在大脑被扫描时，阅读具有强烈气味联想的单词及中性单词。香水和咖啡等词能点亮参与者的初级嗅觉皮质，而椅子和钥匙等词则不能。

初级嗅觉皮质在我们的嗅觉中起着重要作用，而嗅觉与我们的情绪和记忆密切相关。闻见被遗忘已久的古龙水味或烹饪美食的香气，会让人突然产生意想不到的回忆。

我们的大脑对强烈的隐喻也有反应。埃默里大学的一项研究发现，当研究参与者听到诸如"歌手拥有天鹅绒般的嗓音"或"他有一双皮革般的手"之类的短语时，负责通过触摸感知纹理的感觉皮质就变得活跃，但听见"这位歌手声音悦耳"或"他的手很强壮"时，这一脑区处于休眠状态。

大脑对读到或听到经验与实际遇到经验没有做太大区分。当你读到格特鲁德·斯坦写的小说《美国人的成长》（*The Making of Americans*）中的开场白——"曾有个愤怒的男人在地上拖着他的父亲，穿过自己的果园"，不仅你大脑的语言处理区域会亮起，而且那些用于"感受"想象中的重击、颠簸和惨叫的大脑区域也会亮起。

阅读可以建立共情。研究人员发现，用于理解故事和用于引导真实人际互动的神经网络之间，存在实质性的重叠。这种现象可以追溯到心智理论。强有力的经验证据表明，经常阅读小说的人似乎能够更好地理解其他人——与他们产生共情，并通过他们的眼睛看世界。

这不仅仅是在说共情丰富的人更容易喜欢看小说。在 2010 年一项机智的研究中，科学家发现，听到了更多朗读故事的学龄前儿童，会发展出更敏锐的心智理论。这种影响也发生在看电影的孩子身上，但奇怪的是，没有发生在看电视的孩子身上（一种可能的解释是：幼儿和父母一起去看电影，这样可能会对他们所看到的内容进行更多讨论，从而分享经验和见解）。

当我们觉得自己属于某个群体，或者至少其他人对我们并不完全陌生时，就会建立共情。例如，2005年英国的一项研究发现，如果旁观者意识到陌生人与自己属于共同的群体，就更可能帮助处于困境中的陌生人。然而，什么才算"群体"，这个标准并不是固定的。

具体来说，兰卡斯特大学的科学家招募了英国曼联足球俱乐部的球迷。曼联与另一家足球俱乐部利物浦是老对头。

曼联球迷首先填写了调查问卷，然后被邀请穿过校园观看一部关于英国足球的电影。路上，发生了一起事故：一名跑步者滑倒，痛苦地呻吟。隐藏的观察者记录下了球迷的反应。如果跑步者穿着曼联球衣，球迷们就更可能会询问跑步者是否需要帮助。而如果跑步者穿着利物浦球衣或无品牌衬衫，他们的关心就会大大减少。

在第二个试验中，曼联球迷再次被招募过来，但这次研究者告诉他们，他们正在参与一项关于足球球迷的总体研究。这项研究将重点关注作为英国足球球迷的积极方面，而不是媒体经常报道的负面事件和流氓行为。研究问卷询问了球迷对这项运动更广泛的兴趣，以及他们可能与其他球迷所具有的共同点。

然后，就像第一个试验一样，他们被邀请穿过校园看电影。他们再一次被跑步者摔倒这一阶段性事故打断。这回，曼联球迷帮助穿利物浦球衣的跑步者与穿曼联球衣的跑步者的可能性一样大，不过穿无品牌衬衫的跑步者还是没能得到这种善意。

研究结果表明，当人们被鼓励看到更具包容性的社会类别界线时——比如说所有足球球迷，相对于只是曼联球迷——他们就更愿意向他人提供帮助。激发共情，所需要的并不太多。

将这些发现应用到我们生活中很容易。积极参与公益事业或社区共建，可以扩大我们的归属感，让我们更关心他人，并让他人变得不那么像"他者"。给慈善机构捐款是一件好事，但这与在福利院做志愿者或指导学生并不一样。前者是一种遥远而短暂的行为。除了可能寄出捐款时感觉良好之外，它不会给你带来其他精神层面的回报。但是，当一个人积极将自己的自我、精力、才能和时间投入到某件事情上时，好处是多方面的，并会向各个方向延展，向内向外。你做得越多，它就越能够成为身心的习惯。

马克斯·普朗克研究所的塔妮亚·辛格发现，同情训练能让研究对象对他人表现得更加周到而仁慈，并且这种新的行为方式能够持续。

目前尚不完全清楚这是如何发生的。有证据表明，同情训练可以增强共情相关脑区的情绪处理能力。正念训练会减少杏仁核对情绪图像的反应。它有助于人们更冷静地回应他人，并更审慎地处理过去可能导致他们"失控"的刺激。然而，它并没有减少大脑对人类痛苦图像的活动，而是暗示了更大的共鸣。

现在，带上感受

同情的行为让我们感觉良好。我们是依赖感受（feeling）、心境（mood）和情绪（emotion）的生物，这些词并不完全是同义词。它们以或显或隐的方式驱动我们的行为，像激励与约束一样强大。

一个充实而有意义的人生，一种智慧的生活，需要我们明智地管理自己的感受、情绪和情感。这意味着在正确的时间地点、使用正确的方式，将它们用在有利于我们（及他人）的地方。俗话说，不要边生气边开车。也不要生活在愤怒之中。相反，对严酷的现实视而不见也是不明智的。

愤怒、恐惧、快乐、厌恶、悲伤，这些情绪和其他情绪一同指引着我们。它们会影响我们的思维和行为。我们要找到方法让它们保持平衡，在必要时自由地支配我们。但在通常情况下，为了取得尽可能好的结果，对它们进行适当的管理是一项需要终身进行的修行。

在下一章中，我们将探讨情绪调节与幸福感。修行从现在开始。

第6章 情绪调节与幸福感

我不想被自己的情绪摆布。我想利用它们，享受它们，支配它们。

——奥斯卡·王尔德，《道林·格雷的肖像》

幸福不是无休止地追求愉悦的体验（这听起来更像是一种治愈疲惫的处方），而是一种通过培养心灵仁慈、情感平衡、内心自由、内心平静和智慧而获得的生活方式。这些品质中每个都是一种技能，可以通过训练心智来增强。

——马修·里卡德，摄影师、作家

不同的文化对情绪的显性表达，有着不同的规范或期望。

比如说，在包括亚裔印度人在内的许多亚洲文化中，过去，在他人面前表现出"过度"的情绪，被认为是不体面、不好的行为。例如，翻翻我的家庭老相册，每个人看起来都神色凝重，即使是在婚礼这样的喜庆场合也是如此。当然，也有例外。孩子们总是表现得像孩子一样，但当与成年人在同一场合下，他们甚至也被要求"表现好"，这是另一种表示要态度严肃，或至少要努力表现出严肃的方式。

在成长过程中，我以为每个人的举止都很相似。这是公认的全球准则。我读得最早的英语小说之一是詹姆斯·希尔顿于1934年出版的《再会，奇普斯先生》。这本书似乎强化我的这种假设。这部小说讲述了一位受人爱戴的教师在一所虚构的英国男子公立寄宿学校的经历。年轻的时候，奇普斯先生是个传统、教条、经常表现得十分严厉的人，但当他遇到一个名叫凯瑟琳的年轻女子后，他的观点和举止温柔下来，发生了改变。最终，两人结婚了。

后来，我看了1969年根据这本书改编的电影[①]，由彼得·奥图尔担任主角。电影接近尾声的一幕仍让我热泪盈眶。奇普斯先生当选为新任校长，实现了他的梦想。但就在同一天，在学校师生不知情的情况下，凯瑟琳在德国的空袭中丧生。奇普斯先生来到学校，茫然而又心烦意乱。他走进一个房间，参加了仰慕他的学生们为他举办的惊喜派对。他们并没有意识到他刚刚失去了什么。奇普斯先生表现得坚忍不拔，但也很和蔼，面带微笑。我惊讶地看着这些镜头。为了不让崇拜他的学生们失望，奇普斯先生要怎样压抑他对凯瑟琳离世的极度失落与悲伤？这似乎是一种超越常人意志的表现。这让我想起了自己年轻时受到的教诲，严肃的长者形象，以及始终保持坚强和独立的价值观。就像英国人所说的那样，要"绷住上嘴唇"（保持泰然自若）。

事实上，奇普斯先生的冷静是情绪控制的一个极端例子。这种控制压抑了其他的强烈感受，比如悲伤和孤独。我认为这对大多数人来说是不可取的。情绪调节必须追求一种平衡，要感受到所有的情绪，并接纳它们。有时你应该在山顶上开心或愤怒地尖叫，有时你应该用理性、谨慎、希望和乐观来缓和自己的情绪。我们情绪生活的最佳状态就是取乎中道。当我们闯得太远，或处于极端状态太久时，就可能

---

① 中文片名《万世师表》。

会因可怕的后果而跌跤。

自然，我会通过其他书籍、电影和生活发现：事实上，人类的情感，在世界不同的地方，普遍以截然不同、充满戏剧性的方式来表达。但神经科学也告诉我，尽管情绪表达方面可能存在文化差异，但情绪调节的基础生物学在任何地方、在每个人身上都是一样的。事实上，情绪调节对人类这一物种的生存是必要的。比如说，如果我们都常常在愤怒中行事，或者用暴力来挑衅他人，那么智人这一物种就很可能要经历跟恐龙一样的命运：灭绝。

情绪，感受与心境

颇具影响力的美国哲学家、心理学家威廉·詹姆斯敏锐地注意到了情绪和感受之间存在不可分割的联系。他写道："如果既没有心跳加快，也没有呼吸急促，既没有嘴唇颤抖，也没有四肢无力，既没有鸡皮疙瘩，也没有内脏震颤的感觉，那恐惧这种情绪还剩下什么呢？"

詹姆斯说，他无法想象这样的分割，但在那句话中，他也注意到了一个区别。情绪、感受和心境并不完全相同。它们的差异不仅影响我们如何体验当下或我们的生活，还影响我们如何思考人生，以及如何做出改变。

情绪是由身体对外界刺激的反应产生的基本生理状态。感受是对这些情绪的心理反应。比如说你夜里一个人走在黑暗的小巷中。你听到身后有声音，也许是什么东西在低吼。你的心脏开始狂跳，肌肉变得紧张，你的呼吸变得急而短促，你的嘴唇会变干。

这些都代表了恐惧的原始情绪。

同时，你脑海中浮现了画面，后面有袭击者在跟踪自己这是一种可怕的念头。

心境没有情绪或感受那么具体、那么强烈。它的持续时间也更长，可能远远超过了最初的刺激来源。心境与人的气质或特质也不同相，后者更加持久，可能会持续一生。不过，乐观等人格特质会使人更容易保持某种心境，比如快乐。

从对抗远古洞穴中的猛熊，到穿过车水马龙的街道，人的基本情绪会随着环境挑战的不同而发生演变。这种机制对生存是如此根本（因此在动物中也广泛存在），以至于它们从根本上被编码进了我们大脑中历史悠久的边缘系统。这些情绪与生俱来、普遍存在，能够自动响应、快速反应，在生命和身体可能面临威胁时，这些特点就十分有用了。

杏仁核在这里起着重要作用。它的主要职责是形成与情绪事件相关的记忆，并储存这些记忆——这种记忆与类似记住食品杂货清单，或者回忆课本上的一节课这样的记忆正好相反。真实的记忆，或者更准确地说，代理某段记忆的神经元之间的突触连接序列，被认为存储在整个大脑中。其中，海马起着关键作用，但正是杏仁核通过给这些记忆赋予情绪来激发它们。

让我们举一个确实有点过度简化的例子：你看到一只小狗。这是一个覆盖着软乎乎绒毛的、蹦蹦跳跳的小毛球。要是你对小狗没有过往的负面经历或记忆，那么这种视觉信息就会被杏仁核处理为快乐和爱，并促使你产生这些情绪。你只想要抱抱那团可爱的小东西。

这段记忆就仿佛被杏仁核印上了一张开心的表情。

相反，看到一只大声咆哮、流着口水、露着獠牙的狼，会触发不一样的记忆，以及有关恐惧和危险的知识。看到这只狼会激起恐惧的情绪，有关它的记忆也会被杏仁核印上了充满恐惧的红标旗。

基于动物和人类的研究充分证明了这一点。例如，在动物中，科学家发现，用电刺激动物的杏仁核会引发攻击行为，而手术将杏仁核切除则会导致冷漠的情绪反应。

在人类中，也有许多已发表的案例研究表明，当患者杏仁核受损或受伤，其后果通常会有三种：患者要么难以形成对情绪事件的记忆；要么几乎无法在头脑中处理并理解面部表情和声音蕴含的情绪——比如微笑意味着什么；要么会出现异常的社交行为，比如变得过于好斗。

与边缘系统内的杏仁核相连的还有其他重要结构，比如海马。它巩固记忆，将短期记忆转移到长期记忆。它与杏仁核一前一后，协同工作，来确保记忆与情感联系的形成。

如果你的海马（像杏仁核一样，大脑中有一对海马）受到某种程度的损伤，你将很难"活在当下"。你没办法产生新的记忆，而只能保有受伤前形成的记忆。

有许多这一类案例被记录下来。其中最著名的是亨利·古斯塔夫·莫莱森的故事，他于2008年去世，享年82岁。莫莱森在科学界长期被化名为H.M.，他从10岁开始出现严重的癫痫发作。到20岁时，他的癫痫发作已经无法忍受，于是接受了手术，切除了包括海马在内的部分颞叶。手术终止莫莱森的癫痫发作，但也终止了他手术后产生有效记忆的能力。他在即时反应方面表现得相当不错，但几乎在记住名字、地点、事件和面孔后立刻就忘掉了。午饭后半小时，他就记不起刚刚吃了什么，也干脆忘了自己吃饭没有。他在镜子里看到自己的脸时，总会非常惊讶，因为他只记得自己年轻时的样子。每个问题，甚至是几分钟前问的问题，对他来说都是新的。

莫莱森去世后，他的大脑被转移到加州大学圣地亚哥分校医学院。神经解剖学家雅各布·安内塞和同事们将其冷冻，然后劳心费力地将大脑切割成2401片薄组织，然后将每片组织进行数字化并存档，制作出一个三维、微观的H.M.全脑虚拟模型，以供将来研究。这样，一个记性不好的人将永远不会被遗忘。

然而，我们并不是必须通过像 H.M. 这样的戏剧性案例，才能理解海马对记忆的重要性。阿尔茨海默病的特征是记忆丧失，从短期记忆开始，而首先受到疾病影响的脑结构之一就是海马。

边缘系统的另一部分是下丘脑。这是一个小而边界模糊的结构，它向杏仁核提供信息，帮助调节情绪，控制快乐、攻击性和愤怒情绪的水平。

扣带皮质是位于边缘系统上方的一层组织，它接收来自脑各个部分的输入，整理信息，帮助脑整体保持对事件及其情感意义的关注。一些研究人员发现，情绪和感知严重受损的精神分裂症患者，与没有精神分裂症的神经典型脑相比，扣带皮质的部分更小。

边缘系统的这些不同结构通过共同作用，形成情绪记忆，在收到提示时就回想起这些情绪记忆，并触发身体的其他部分产生适当的或特征性的生理反应，如害怕时睁大眼睛、手部颤抖，或开心时微笑、大笑。

正如威廉·詹姆斯所指出的，情绪和随后产生的感受是结合在一起的。大脑的其他部分，特别是前额叶皮质，也会对它们进行调节。前额叶皮质利用认知过程，比如知识、判断和估计等，来评估情况，并找出最好的做法。

人类和其他灵长类动物具有惊人的能力，来学习并记忆各种刺激与事件的情感意义。我们的认知能力使我们能够对情绪效价（emotional valence）进行分配和改变。情绪效价是一个心理学术语，描述人如何对特定的刺激或事件进行描述与分类。

例如，一个孩子最初可能害怕狗，也许没有明确的原因。但随着时间的推移，如果孩子对狗有了积极的体验，他对狗的感受或情绪效价可能会发生改变与提升。他可能会爱上它们。同样，新的恋爱关系往往会带来积极情绪产生的兴奋。幸福和欲望无处不在，双方都是美好的。但如果关系恶化并失败，发生了难堪的分手，这些情绪则可能会被愤怒、焦虑、悲伤或紧张所取代。关系中涉及的两个人并没有发生变化，但引发的情绪却截然不同。

这就是人类的状况。我们生活在一个连续曲线上，一端是情感，另一端是理性。智慧需要在这两者之间寻求一种平衡，称为稳态（homeostasis）。

稳态的本质

在科学家眼中，稳态是一个时髦的词，用来描述某种事物在相互依存的元素间寻求相对稳定平衡的趋势。这样的例子可以在自然界中找到很多，从生物学上调节一个物种繁殖率或分布模式，以避免种群数量过多的问题，到生物多样性如何增强生态系统的抗逆性和适应性。

我们的身体也寻求着体内的稳态。人体会颤抖、出汗，产生或释放热量，来帮助我们的体温维持在 98.6℉（37℃）。我们血液的化学成分也是一个复杂的平衡过程。血液中的成分，包括钠、钾和钙等电解质，必须保持在不同的范围内，否则会损害健康。另一个显著的例子是血液里的葡萄糖，或者叫血糖。血液里的葡萄糖水平太低会导致低血糖，并带来一系列严重的症状，情况危重时可能包括癫痫发作和死亡。葡萄糖太多则会导致高血糖，最常见于糖尿病患者，会以许多种不同的方式使健康状况恶化。健康的标准介于两者之间。

人的心智则呈现出一种不同的平衡，在进化上较为古老的边缘系统，与较新的前额叶皮质之间维持着平衡。边缘系统受损会削弱对如恐惧、愤怒、悲伤、惊讶、厌恶和快乐这些主要情绪的处理。前额皮质受损则会损害执行功能。要想保持健全，需要这两个脑区都能正常工作才行。

智慧是以一种不仅对你有益，而且对所有了解你的人，以及或许对更多人都有益的方式，来融合你的情绪与推理。情绪稳态是智慧的主要组成部分之一。它是一种能力，能够用一系列适合社会规范和期望的情绪，应对不断出现并持续存在的需求，来体验日常生活中庸常而深刻的挑战与变化。这些情绪足够灵活，可以自发出现（依托边缘系统），也可以被刻意推迟（依靠前额叶皮质）。

情绪调节牵涉你自己，也牵涉他人。它描述了影响你和他人感受的心理和行为过程。这一过程通常是无意识的。就像当你做一些愉快的事情来使自己振作起来，或者用安慰的话来安抚焦虑的孩子时这样。

没有人愿意像《星际迷航》中虚构的混血瓦肯人角色斯波克那样，只是通过冷冰冰的逻辑演算来看待万事万物，并据此行事。难怪斯波克从不笑。但我们也不想仅仅基于我们当时的感受来调动情绪。我们都曾经历过被情绪驱使的时刻，情绪控制了我们的行为，使我们遭受伤害、留下遗憾。一个人的行为主要由情绪驱动，就不太可能享受幸福健康的生活。持续、无限的快乐跟狂躁非常接近。持续的、未经处理的愤怒、恐惧或压力也会对身心健康造成损害。

比如说，长期愤怒会增加心脏病和脑卒中的风险，也会削弱免疫系统。哈佛大学的一项追踪调查发现，在敌意程度上得分较高的男性，肺功能明显较差。研究作者提出假设，认为与愤怒感受相关的应激激素升高，会产生炎症，导致气道损伤。

长期处于愤怒与压力状态，也与抑郁症、寿命缩短密切相关。密歇根大学的一项研究发现，在 17 年的时间里，容易愤怒的已婚夫妇的寿命比那些在生气时很快采取措施进行控制的夫妇要短。

我们需要去感受自己的情绪，但最好以我们能够管理的方式去感受，并最大限度地发挥情绪的益处。

幸福感会在晚年改变吗

根据一些报告，生活中的幸福感呈一条 U 形曲线。

一些调查发现，从青春期相对幸福的高点开始，随着年龄增长，幸福感直线下降或至少下滑了一些，这说明幸福感或生活满意度稳步下降，并大概在 50 岁出头时达到最低点。这就到了所谓的中年危机。此时，我们会经常感到自己被责任和问题困扰，质疑自己取得了什么成就，并怀疑自己是否有时间、资源和能力做得更好。就这一主题，乔纳森·劳赫写了一本出色且包罗万象的书，名为《你的幸福曲线》（*The Happiness Curve: Why Life Gets Better After 50*）。

这种幸福曲线在一项针对其他灵长类动物的研究中也被发现了。一项对动物园管理员、研究人员，以及黑猩猩和红毛猩猩的其他看护者的调查发现，随着时间推移，反映它们心理状态的曲线也在中年时达到了最低点。

作者在 2012 年的一篇论文中总结道："我们的研究结果表明，人类幸福的曲线形状并不是人类独有的。虽然它可能能够部分由人类生活和社会的方方面面来解释，但它的起源可能也有一部分来自于我们与亲缘关系密切的类人猿所共享的生物学基础。"

我自己的研究也支持后半生的心理健康会获得改善，但在成年初期表现出了与 U 形曲线不同的轨迹。研究表明，过去获得广泛报道的"经典幸福感 U 形曲线"，如今正在被 20 多岁至 80 多岁、有时甚至是 90 多岁出现的幸福感稳步增长所取代。即便幸福感 U 形曲线可能有一些生物学基础，现代生活中年轻人的压力和重负或许也改变了幸福感的年龄轨迹。我们对 1500 名成年人进行的成功老龄化评估研究发现，20 多岁的人有着相当高的不快乐、压力、焦虑和抑郁水平。20 多岁本该是身体健康的青春源泉，却充满了同辈压力和无限的自卑。

好消息是，时间往往会带来自我提升和对美好时光的享受。随着年龄增长，我们能够更有效地调节自己的情绪，缓和造成困难的感受，压制冲动的观念，并常常利用过去的经验和教训。这一发现最近被一项针对全美数千人的大型研究所重复，研究发表于《异常心理学杂志》。我们会在后面的章节中再来讨论这个方面。

我的同事兼朋友劳拉·卡斯滕森和其他人已经表明，与年轻人相比，老年人能够回忆起的正面形象相对较多，而负面形象相对较少。这不是记忆的问题，而是将重点放在哪里的问题。积极的图片、故事和事件会随着我们年龄和智慧的增长而产生更多的共鸣。其中有些影响可能是生物学带来的。在老年人的大脑中，杏仁核对积极和消极输入的激活程度相当。在年轻人的大脑中，负面输入似乎会引发额外的激活，这可能有助于解释青少年焦虑的现象。这些发现的确表明，老年人对负面形象的信息编码较少，而这意味着他们更不容易回忆起负面的记忆或感受。这在神经病学上是对"自带乐观滤镜"概念的一种认同。

还有一些研究认为，愉快的情绪比不愉快的情绪从记忆中消失得更慢，这可能是因为我们会更努力地减少产生负面生活影响的记忆。

压力、乐观主义与韧性

我们所有的研究都表明，智慧与较低水平的（主观）感知压力，以及更高水平的乐观主义和韧性有关。

许多调查还表明，乐观主义和韧性不仅与生活幸福有关，也与生活健康有关。这些特质有助于减轻压力及其使人衰弱的后果。

压力是生活中不可避免地存在，从按时上学或上班这种平淡而严苛的重复开始。从根本上讲，压力应该是一件好事，是一种警告信号或行动号召。较低水平的压力源会刺激神经营养素的产生。神经营养素是一大类促进神经元及其连接结构发育、提升其功能的蛋白质。

偶尔有一点压力可以提高注意力和生产力。短期压力也会增加白细胞介素的产生，这种化学物质有助于调节免疫系统，并能暂时提高免疫力。然而，长期压力与免疫系统抑制、肌肉骨骼疾病、呼吸系统疾病、失眠、心血管疾病和胃肠道问题有关系。

不过，学会应对充满压力的情况，会让你更能应对压力。它让你变得坚强，也能增强你的韧性。

在持续进行的成功老龄化评估研究中，我们发现，那些表示自己"成功变老"的老年人——也就是说，对自己的生活状况感到满意的老年人，通常会表现出更强的乐观和韧性。

我们都认识一些非常乐观的亲朋好友。其中有些人的乐观可能是通过经历沧桑获得的，但其背后也有生物学基础。神经成像显示，在健康、乐观的成年人脑中，位于眼睛后面的眶额叶皮质（OFC）更大。眶额叶皮质的作用之一是调节对焦虑的易感性。

年长、乐观的成年人的大脑可能就是担忧得更少。在 2014 年的一项研究中，我和同事使用功能性磁共振成像观察了认知健康的老年人的大脑。研究对象们要将表达快乐、愤怒和恐惧这三种主要情绪之一的面部图像，与计算机屏幕上的另外两种图像之一进行比对。这个测试涉及若干幅图像，以相对快速的序列进行多次显示。

我们发现，恐惧面部的心理处理过程激活了一个广泛的神经网络，包括大脑的额叶区域和梭状回，这些脑区的主要功能似乎是面部识别。但有趣的是，之前被测出更乐观的参与者，梭状回和其他脑区的发生活动比不乐观的人要少。换言之，乐观者的大脑对恐惧的表情反应不那么强烈。这可能意味着他们对负面情绪信息（比如一张充满恐惧的脸，以及这可能预示着什么）投入的脑力更少，或者他们拥有更好的情绪调节能力。

韧性，即从创伤、悲剧或逆境中恢复的能力，是对每个男人、女人和孩子的重要衡量标准之一。韧性是遗传、环境、心理、生物、社会和精神因素的复杂产物。除了这些外，它还涉及交感神经系统——肾上腺素和皮质醇等激素的复杂消长作用，以及前额叶皮质的强烈激活，来抑制杏仁核及与之相关的焦虑和恐惧感。

在《临床精神病学杂志》上发表的一项研究中，我和同事研究了儿童时期的逆境，以及韧性的保护作用。

我们研究了 114 名确诊的精神分裂症患者和 110 名正常对照者。所有参与者都进行了一系列测试和量表调查，以评估他们的健康状况、童年创伤的暴露程度，以及心理韧性水平。

在这两组中，童年期创伤与较差的身心健康状况及更高的胰岛素抵抗水平（糖尿病和心脏病的危险因素）相关。但是，包括精神分裂症患者在内，韧性水平得分较高的人，即使在童年经历逆境的情况下，心理和身体健康状况也更好，胰岛素抵抗水平也更加平稳。对于几十年前发生在童年时期的逆境，我们如今并没有太多可做的。然而，我们可以在任何年龄段（包括老年）使用干预措施来增强韧性。这种在往后生活中增强的韧性，也可能会帮人们克服童年期创伤的一些长期不利影响。

有谁不爱棉花糖

智慧最显著的特征之一是自我克制。这是大多数宗教的基本信条。《圣经》在许多场合中多次告诫人："你要抵制诱惑。"伊斯兰教宣扬自我控制是幸福的途径。抵制诱惑也是印度教的法则。

这也是哲学和流行文化的共同原则。

英国诗人亚历山大·蒲柏在 1711 年的诗歌《论批评》中首次写下诗句："天使畏惧处，愚人敢闯入"。不过这句诗也成了弗兰克·辛纳特拉、多丽丝·戴、埃塔·詹姆斯、猫王、四新生、克里夫·理查德、诺拉·琼斯等歌手的歌词。

但就算控制自我或冲动对智慧非常重要，这种能力也同样难以获得、难以维持。了解它是如何在我们的大脑中呈现出来的，是一个重要步骤，可以帮我们在生活中更好地对它进行管理。几个世纪以来，哲学家们一直在思索这个话题；科学家则少得多。讲述科学家们调查经历的一种方式，是从一种主要由糖、水和明胶制成的海绵状糖果开始的。

这项研究被称为"棉花糖测试"，可能是现代心理学史上最著名的试验，并引发了新闻头条报道和众多后续研究，以及从华尔街到"芝麻街"^①的广泛引用。

20 世纪 60 年代初，一位名叫沃尔特·米歇尔的心理学家及其同事对孩子们如何做出选择感到好奇。孩子们在做决定时，是如何控制冲突的想法与情绪的？尤其是特别小的孩子，还没有受到他们以后会学到的行为约束。

当时，米歇尔是斯坦福大学的心理学教授。他在附近的"Bing"

---

① "芝麻街"（Sesame Street），美国儿童电视节目。

托儿所进行了试验。他的团队在一间单独的房间里放了一张桌子和一把椅子。桌子上放着一个棉花糖；然后，一个四五岁的孩子被带进房间，并被要求坐在桌子旁。毫不奇怪，这颗孤零零的棉花糖并没有被忽视。

然后，一个大人——孩子非常熟悉而信任的人——提出了这个交易：大人要离开房间一段时间。如果孩子在大人不在的时候不吃棉花糖，那么当大人回来时，孩子会得到第二个棉花糖。如果在大人回来之前孩子吃了第一个棉花糖，就不会有第二个。

然后大人离开了 15 分钟。一个隐藏的摄像头记录了接下来发生的事情，尽管很容易猜到：大人一走，有些孩子就狼吞虎咽地吃下了棉花糖。其他的孩子则摇摆不定，扭动着身体，在努力克制自己对棉花糖的火热欲望时，他们通常会感到烦恼。大多数孩子很快就接受了诱惑，吃了棉花糖。只有少数几个孩子成功地忍过了整个等待过程，没有碰棉花糖。

米歇尔及其同事对数百名儿童进行了这项测试，有时用棉花糖，有时用孩子们渴望或感兴趣的其他物品，如椒盐卷饼、薄荷糖，甚至不同颜色的扑克筹码。等待时间也增加了。1972 年，米歇尔和同事在《人格与社会心理学杂志》上发表了他们的研究结果。

棉花糖试验是对儿童决策行为的一次创造性探索。它催生了数十年的后续研究，这些研究大都具有巨大的影响力。在接下来的 40 年左右，米歇尔与合作者跟踪了他们的儿童受试者。他们扩大了测试范围，将样本从斯坦福大学教职工的学龄前子女（一个小而窄的人口样本）向外拓展，比如说，南布朗克斯区生活在高压贫困条件下的儿童行为。

这一发现仍然具有惊人的普遍性。在所有的统计样本中，没有选择吃第一个棉花糖的幼儿在成长过程中，往往在美国高中学术能力水平考试中获得的分数更高，滥用药物或肥胖的可能性更低，对压力的反应更好，社交能力更佳（根据父母的说法），通常在一系列生活指标上的得分也更高。延迟满足的能力似乎成了成功的重要预测因素。

各种各样的专家都对这一发现发表了意见。常春藤联盟的商学院基于延迟满足的重要性创建了新模型。儿童电视节目"芝麻街"播放了"饼干怪物"学习抑制冲动的好处的情节。教益总是相同的：没有吃第一个棉花糖，或许意味着将来会有一个更甜蜜的生活，弗洛伊德的"快乐原则和现实原则"① 成了真。

对情绪与情绪调节进行测量

识别与衡量一种情绪似乎很容易。毕竟，脸上皱起的眉毛、怒视的双目、张开的鼻孔和下垂的嘴唇，描绘了一个明显正在发怒的人。事实上，像你的宠物狗这样的其他物种也可以很快识别出你的情绪举止，而不用你说一句狠话。

但衡量一个人的情绪状态，至少从经验上来说，是相当恼人的。只要愿意，人就可以做到十分善于隐藏与掩饰情绪。观察者不同，从情绪线索中并不总是能读出相同的重量，或者相同的意义。微笑是不同文化中都常见的面部表情，但美国人会随意对陌生人微笑，而俄罗斯人则认为这是不礼貌的。在某些地区的文化中，微笑可能更多表达了尴尬，而不是友好。用力地上下点头在有些地方的意思为"是"，而

---

① 在弗洛伊德的精神分析理论中，"快乐原则"是本我的原则，追求欲望的即时满足和现时发泄，而"现实原则"是自我的原则，即推迟能量的释放来满足某些现实条件。

在其他地方的意思则为"不是"。

科学地测量情绪，不仅需要建立一个双方都同意的情绪模型（每个人的愤怒看起来都一样吗？），也要确定对大脑各区域的刺激过程，以及由此产生的行为是否对所有人都一样，或至少对大多数人都相同。它涉及对人们如何实际体验事物、身体会做出什么反应，以及引发什么情绪的探索。

测量情绪并没有唯一的最佳方式，但有很多方法可以做到这一点。

自我报告是有用的，通常也会揭示很多，但可能会受到偏见或对记忆的回忆等问题的阻碍。

也有自动的测量方式，比如根据生理反应（如出汗或心率加快），来检测情绪反应。这些身体功能是无法有意识控制的，但也很难将它们精确地与一种特定的情绪联系起来。一个人心跳加速，可以是因为喜悦，也可以是因为恐惧。

行为能够提供线索。人们倾向于以大致相似的方式对相同的刺激做出反应，例如声音随着唤醒程度上升而升高。查尔斯·达尔文颇具影响力地指出，至少在他研究的那些人中，普遍存在着反映基本情绪的面部表情：微笑代表快乐，皱眉代表愤怒。加州大学旧金山分校的保罗·埃克曼向新几内亚石器时代文化的成员们展示了一系列描绘不同情绪的人物面部照片。这些人很少见到外人，也没有见过媒体对这些情绪的描述，他们对这些图片中的情绪认知却与住在曼哈顿市中心的千禧一代相同。

自然，其中也有微妙之处。微笑是为了表达一种特殊的情绪，但可能不包含这种情绪的动机或潜在意图。人们可以笑得很开心，但也可以带着讽刺或残忍。我们必须学会分辨差异，才能更真确地衡量微笑的意义。

快乐有个老家

2015 年的皮克斯电影《头脑特工队》讲述了小姑娘莱莉的一段生活经历，尤其是她 11 岁时与父母从明尼苏达州搬到旧金山的故事，以及她在面对新房子、新学校、新朋友、新挑战、新恐惧、失望和胜利时所经历的意外考验与磨炼。

大部分剧情都发生在莱莉的大脑中，并涉及五种高度活跃的情绪：恐惧、愤怒、厌恶、悲伤和喜悦。这些情绪角色在视觉形象和行为上各不相同。比如说，乐乐是个发着光、不知疲倦的小精灵。忧忧是个穿着破旧毛衣，沮丧、行动迟缓的忧郁女孩。怒怒脸上发红，有着火红的头发，她不断地激动、咆哮着。莱莉的情绪都在她大脑的神经控制室里，在一个安装了很多按钮的控制台上彼此合作或者不合作。正如影评人 A. O. 斯科特所说的，他们一边工作，一边上演"职场情景喜剧里的那种同事间的争吵"。

连接到神经控制室的是其他虚拟结构，例如，许多由"核心记忆球"供能的"性格岛"。这些核心记忆球被高高地堆在一起，或者在空间中飞行。每个记忆都是一个彩色的球体，具体取决于它的情感内容和背景。快乐的记忆泛着黄色，令人厌恶的记忆发着绿光。

对于情绪如何运作，这是一个神话般异想天开的解释，但宽泛来说，它又非常准确。虽然大脑中没有任何类似于单一的神经控制室的东西，但其中有些不同的区域具有相当特定的功能，正如我在第 2 章中所讨论的一样。

在所有动物中，基本情绪都位于大脑的边缘系统。更先进的物种增加了一种与之对抗的复杂性，即前额叶皮质。它的双叶的不同部分帮助我们做不同的事情。比如说，外侧前额叶皮质似乎可以帮我们从各种选择中挑出最合适的行为。眶额皮质帮我们延迟即时满足，抑制某些情绪，从而获得更大的长期利益。腹内侧皮质则被认为是体验情绪和事物意义的脑区之一。

前额叶皮质还具有特定的调节作用，能控制多巴胺、去甲肾上腺素和 5-羟色胺（又叫血清素）的水平。这三种神经递质在情绪调节中十分重要。神经递质是化学信使。它们通过两个神经细胞之间的突触，或者说连接处，来传递信号。目前还不清楚到底有多少种神经递质，但已经有 100 多种特定的神经递质被鉴定出来了。多巴胺、去甲肾上腺素和 5-羟色胺非常有名，因为它们起着重要的作用。

人人都听说过多巴胺。它被描述成了我们所有最罪恶的行为与秘密渴望背后的那个分子。但多巴胺的实际作用取决于所涉及的细胞类型和细胞受体类型。例如，帕金森病的特征是运动控制的逐渐丧失，而这是由大脑产生多巴胺的能力下降引起的。随着多巴胺的减少，人调节自己运动、身体和情绪的能力也越来越弱。到了晚期，它会发展为认知障碍和痴呆。

但在脑中与奖励行为相关的部分中，诸如在腹侧被盖区和背侧纹状体中，多巴胺也是关键的信使，尽管实际上，大脑的许多部分都在识别奖励和快乐方面发挥了作用。

当你感到被奖赏或高兴时，多巴胺水平会升高，这又反过来会激励你做些事情，来延长或重复这种奖励和快乐的感觉。这可能是件好事。如果你完成了一桩善举，并得到了热烈感谢，那么它的效果可能就是大脑中的多巴胺水平发生了一点点震荡，让你感觉良好，或许会激励你做出下一桩善举。但多巴胺水平太高的缺点是容易上瘾。一些药物，如可卡因和安非他命，会提高多巴胺的水平，并带来对摄入更多这种药物的渴望。这类成瘾往往不会有什么好结果。

去甲肾上腺素是行动的神经递质。在大脑中，它的一般功能是在其他地方激发起活动。它可以提高觉醒和警觉程度，提升警惕性，增强记忆生成和回忆的能力，也会增加不安和焦虑。去甲肾上腺素水平在睡眠时最低，在清醒时升高，在面对压力或危险时猛增。它是"战斗或逃跑"反应的触发因素，可以提高心率、血压和骨骼肌的血流。

体内5–羟色胺的绝大部分来源都位于肠道，并用于调节肠道运动。在大脑中，5–羟色胺是一种情绪稳定剂，能够缓和焦虑和快乐等情绪。5–羟色胺水平过低与抑郁症有关。5–羟色胺还可以调节睡眠与清醒，取决于大脑受刺激的部位和参与其中的5–羟色胺受体——这些受体有十多种。

这些神经递质都是许多药物设计的靶点和基础。这些药物旨在弥补它们的缺失或过量带来的损害。例如，药物左旋多巴在大脑中被转化为多巴胺，是治疗帕金森病的一线药物。它不能治愈这种疾病，但可以显著减缓其症状的进展。同时，去甲肾上腺素作为药物被用于治疗出现极低血压的患者。改变5–羟色胺水平的药物则用于治疗抑郁症、恶心和偏头痛。

过去几十年中，影响大脑功能的大多数重磅药物，从氟西汀、舍曲林，到利培酮和阿立哌唑，都注重于增加5–羟色胺等神经递质，或阻断多巴胺等神经递质的受体。如果这些药成功了，就会产生出色的效果，比如减少抑郁。

情绪的遗传学

在某些方面，我们是由自己身体的特征来定义的。高矮、胖瘦，有黑色卷发或金色直发，我们身体特征的独特组合很大程度上是遗传的，这有助于将我们自身与这个物种其他成员区分开来。

情绪特质也有很强的遗传学基础。科学家已将特定基因与情绪处理的特定方面联系起来。例如，有个叫作 *ADRA2B* 的基因，能影响神经递质去甲肾上腺素。研究人员发现，*ADRA2B* 基因的突变会改变人看待世界的方式。具体来说，在神经影像学研究中，缺失变异基因的携带者对与情感相关的图片和文字表现出了更强的关注，诱发出的情绪也更强烈、更生动。他们的基因更能重拳出击，载体也做出了相应的反应。这或许能部分解释，为什么同样的经历只会让一个人耸耸肩，却能让另一个人生出歌唱、舞蹈或写一首爱情十四行诗的冲动。

其他遗传因素，如 5- 羟色胺神经递质水平的变化，会影响语音处理的动力学，也影响我们如何从他人的言语中获得意义。研究人员发现，基因变异会对人如何处理听到的内容，以及是否会引发积极或消极情绪产生影响。

当然，基因并不能完全决定我们的情感命运，正像它们也不能决定人的智力和身体能力的绝对水平一样。环境因素也起着重要作用。我们能够像王尔德希望的那样，学会控制情绪、管理情绪、使用情绪，并享受情绪。

拟合图像

神经影像学也许是当今最先进、最具穿透力的，从脑的三维解剖到其化学、生理、电现象和代谢活动来测量脑结构与功能的方法。

计算机断层扫描（CT）是斜向的 X 线切面，能显示大脑结构密度。磁共振成像利用磁场中带电分子的变化来形成大脑的图像。这些技术帮助研究人员绘制与不同行为相关的脑区，通常是通过研究遭受了特定脑部创伤的人来完成的。

功能性磁共振成像能跟踪血流和氧水平的变化，来指示神经活动。这背后的想法很简单：当大脑的某个特定部分更活跃时，它就会消耗更多的氧气，血液流量也会增加。早期的 fMRI 研究侧重于绘制活动图以识别不同脑区的认知功能，如标记与视觉语言或记忆相关的区域。但随着技术进步，它变得更为精确。fMRI 如今可以在神经过程水平上展现大脑功能。

fMRI 是目前最重要的神经成像技术，但也有其他类似技术。

弥散张量成像（DTI）使用常规磁共振成像设备来跟踪水分子如何在连接大脑不同部分的神经纤维内部与周围移动。由此产生的图像可以描绘出一个三维立体的大脑，由类似彩色意大利面条的线组成。DTI 测量神经连接部位的厚度和密度。

脑电图（EEG）记录大脑的电波，来检测异常活动，如癫痫发作和睡眠障碍中的异常。正电子发射断层扫描（PET）使用放射性标签，来显示当人执行任务时，哪些脑区变得活跃。

曾经，医生和科学家们对人脑的探究方式仅限于提问、观察行为、做出有根据的推断，或者可能仅仅是有根据的猜测。实际调查需要进行组织活检，或等待研究对象死亡，并对脑部进行尸检。这两种情况目前都已经很少见了。

神经成像技术已经打开了大脑的黑匣子，而无须手术锯或等研究对象死掉。这些技术已经证明了强化阅读教学是如何改善孩子的脑功能的；精神分裂症患者脑中的关键区域为什么不能顺利相互沟通，从而混淆了患者的思想和感知；以及为什么没有多巴胺这种神经递质，真爱就不真实。

在我自己的课题中，我与莉莎·艾勒和阿卜杜拉·谢扎伊一起，研究了保持认知能力如何成为"成功老去"的关键特征。毫不奇怪，通过神经成像测量得到的脑反应性增强与维持更佳认知能力相关，尤其是在前额叶皮质。如果前额叶皮质在老年时仍能正常工作，并且在大小和功能上保持相对强健，老年人的心理过程就也会如此。

与对我们身体的其他部分一样，年龄对大脑也有影响。脑细胞会死亡，处理过程也变得缓慢。但我们的脑部即使在晚年也会保持一定的可塑性，这是一个相对较新的发现。我们的大脑找到了利用现有资源的方法。对于曾经很容易完成，但如今具有挑战性的脑力任务，老年人的大脑会寻找变通办法。有时候，在某些方面，老年人会做得更好。这也是智慧的一部分。

使用神经成像技术的科学家，可以对人在做数学题时所经历的心智阶段一秒一秒进行观察与记录。他们也能捕捉情绪、疼痛、自我调节、自我感知和他人认知所涉及的心理和神经过程。

这些发现常常令人惊讶。迷恋自己的外表是自恋的一个标志，但2017 年，当奥地利研究人员要求被诊断为高度自恋的受试者查看自己的磁共振成像照片时，他们大脑中被激活的区域却与情绪困扰有关，而不是与满足感有关。尤其是，他们的脑部显示出背侧和腹侧前扣带回皮质的激活增强，而研究已经发现后者参与了负面自我参照材料的处理。

神经成像技术既不完美，也不是绝对准确。科学期刊或大众媒体上关于大脑某一特定部分对语言天赋、记忆或情感负责的断言，有些还为时过早，这些说法是基于有限的初步数据，或者可能还需要验证或确认。

人脑的复杂性和内部互相关联的特性为辩论创造了很大的空间。例如，脑岛会因厌恶感而激活，但也会在处理味觉信息或程序记忆时激活。尽管如此，它还实时揭示思想的生物学基础。

分析并解释神经影像学，以及我们拥有的所有其他测量工具的研究成果，就是我们的工作。不论哪种检测手段都不能单独完成整个任务，对情绪或情绪状态的测量也没有单一的金标准。但将它们结合并融会贯通起来，就可以给科学家提供很多信息。

莽撞的危险，一回接一回

正如长期处于压力或愤怒中对你的健康有害一样，习惯性冲动也是如此——无论是扎堆购买最新的苹果手机（研究表明，我们会"意外"损坏或弄丢现有型号的手机，只是为了给购买新手机提供正当性，这种行为被称为"必备效应"），还是在没有准备的情况下突发奇想，决定要去跳伞。

许多研究已经将冲动性水平与更高的吸烟、饮酒和吸毒风险联系起来。它也与从注意缺陷多动障碍（ADHD）到贪食症等的精神疾病有关，这些疾病与商店行窃、滥交和毒瘾属于同一类精神障碍。

我在加州大学圣地亚哥分校医学院的同事们发现，有神经性贪食症（一种以频繁暴饮暴食为特征的进食障碍）病史的人的大脑对食物奖励信号的反应与常人不同。具体来说，他们发现，暴食者大脑中的左侧脑岛、壳核和杏仁核对味觉反应表现出更高的活动性。在试验中，没有暴食症病史的人对味觉的反应，饥饿时比吃饱时更强烈。相反，无论暴食者是否饥饿，患有这种疾病的人大脑中的食物奖励信号都是相同的。

脑损伤也与冲动控制问题有关。回想一下菲尼亚斯·盖奇的故事，在被炸飞的铁夯棍砸伤后，曾经举止温和的他变得喜怒无常、粗俗、急躁。

还有一部分自我调节冲动的能力是遗传的。例如，一个叫 *MAOA* 的基因能引导身体产生一种特殊的酶，叫作单胺氧化酶 A（MAO-A），进而降低 5- 羟色胺这种情绪调节神经递质的活性。学者们已经发现 *MAOA* 基因的突变会影响冲动攻击、韧性和乐观主义的水平。

但控制冲动似乎是一种你能够学习，并能随着时间的推移而遗忘的行为。年轻人的冲动反映了边缘系统和前额叶皮质之间的不平衡。前者管理着我们的激励处理系统，当我们对奖惩进行预测和处理，以及处理社交与情感时，它会被激活。后者则负责管理前者，将理性作为一种回火剂。

在青春期前后，我们大脑中专注于奖惩的部分会变得过度活跃，并增进了寻求感官刺激、冒险，和看似不负责任、莫名其妙行为的欲望。换句话说，这是对一个典型青少年的描述。

发挥调节作用的前额叶皮质还需要几年时间来发育。青少年的大脑有点像一辆刹车不太靠谱的赛车。提供加速的激励处理系统在 14 岁左右启动，而减速所需的认知控制系统则要到 20 岁左右，直至二十五六岁才能完全发挥作用。

与情绪共度一生

马丁·路德·金的著名演讲《我有一个梦想》在其发表了半个多世纪之后，仍然显得超凡脱俗。这是一个强而有力、鼓舞人心的行动号召。1963 年 8 月那天，他在林肯纪念堂直接向周围约 25 万人发出了呼声，同时也向后来，向之前与如今听到、读到这篇演讲的数百万人发出了呼声。

金是个情商高手。他用如"枯萎""恶毒"和"难以言表"这些有力的语词来表达强烈的情感。在准备好的演讲进行到一半时，在身旁著名福音歌手玛莉亚·杰克逊的鼓舞下，金开始脱稿演讲。她喊道："把那个梦想给他们讲讲，马丁！"

他做到了，他的修辞像杰克逊的声音一样高昂，但也用种种方式引导和安排着听众的情绪。他谈到了深刻的不公、愤怒和痛苦，但也谈到了"在尊严和纪律的高度上进行斗争"。他说，肉体的力量应该与灵魂的力量相结合，愤怒与绝望应该与希望、骄傲、喜悦和兴奋相结合。

生活不断拉扯着我们的情绪，有欢欣的高峰，也有抑郁的低谷。然而，极端的情绪几乎永远不会有好处——至少不会对长期的健康和幸福有益。金的演讲是一个单独的、历史性的例子，展示了情绪管理可以为更大的愿景服务。网球巨星比莉·简·金为尊重、性别平等和性少数群体（LGBTQ）的权利所做的斗争（早在没人想到要把女同性恋、男同性恋、双性恋、跨性别者和"酷儿/性别存疑"的首字母放在一起，形成缩略词之前①）是更恬静的情感稳定的例子之一。

比莉·简·金11岁时开始打网球。她拼命努力，很快成了职业女子网球的明星。尽管她表现出色，但薪水却不如男性网球运动员。女选手的薪水就是不如男选手。据报道，金曾表示："承办人比女运动员赚的钱多，男网球运动员赚的钱也多。除了女运动员，每个人都赚得不少。"事实上，国际草地网球基金会（现为国际网球基金会）已经在其主办的比赛中放弃了女子赛事，转而专注于更有利可图的男子赛事。

---

① 性少数群体（LGBTQ）是女同性恋（lesbian）、男同性恋（gay）、双性恋（bisexual）、跨性别者（transgender）和酷儿（queer）或性别存疑（questioning）的英文首字母缩略词。

在金的带领下，一群女选手组成了女子网球协会。争取平等比赛奖金和认可的斗争并不容易。金与鲍比·里格斯恶名昭著的"性别之战"网球比赛被人们铭记在心，里格斯公开宣扬自己的大男子主义。但多年间，金坚持了许多其他方式，在法庭和公众舆论中为女性权益而战，包括推动《1972年教育修正案》第九条这一禁止高中和大学体育项目中性别歧视的联邦法律条款实现立法。

　　"我的一生都关注权利与机会的平等，"金说。"对我来说，这真的可以追溯到精神、身体和灵魂的健康。"

　　金为性别平等所做的斗争无疑是艰苦的，经常出现她需要控制情绪的失望、沮丧和愤怒时刻。这场战斗是公开的；但她在性取向方面的挣扎就没有那么公开了。

　　1965年，比莉·简20岁时与拉里·金结婚，至少在公开场合，他们展现出了一段幸福的婚姻。但金会被女性吸引，她首先努力接受了这一现实，然后选择向公众隐瞒。当时公众仍然认为同性恋是最大的禁忌之一。

　　1981年，金被迫公开出柜。她的律师和其他顾问都劝她不要承认真相，但38岁的金决定是时候说实话。她仍不太适应作为同性恋的生活——未来十多年都不会适应，但她厌倦了遮遮掩掩。

　　"网球给了我很多人生的教益，"金说。"它教会我的事情之一是，当每个球到达我身边，我都必须做出决定。我必须为每次击球的后果承担责任。"

金承认了同性恋身份，并担纲了这项事业，成为 LGBTQ 运动的领袖与导师。2013 年，美国总统巴拉克·奥巴马任命金和公开同性恋的冰球运动员凯特琳·卡豪为 2014 年俄罗斯索契冬奥会的美国代表。此举被视为对一个以侵犯 LGBTQ 权利而闻名的国家放出的，支持同性恋权利的信号。

"冠军们一直在比赛，直到把局面扳过来为止，"金说。

情绪稳定性与韧性很相似。情绪稳定的人能够保持平衡，因为他们能持守观点。他们把情绪运用到合适的地方。当然，运动员界显然是观看这场关键比赛的一个竞技场。托尼·罗莫，前达拉斯牛仔队四分卫出身的运动员，在 2016 年发表了感慨万千的告别演讲后退役。

他说："我觉得每个人都有两场战斗，或者有两个敌人在与自己不断缠斗。一场战斗是与你对面的人，另一场战斗是与自己内心的人。我认为，一旦你控制了你内心的那个人，你对面的人就真的不重要了。"

生活也是如此。如果你的汽车坏了，这就可能会看上去像一场灾难，除非你记得其他人经历过更糟糕的情况，或者世界上绝大多数人甚至没有汽车。

人生不是一帆风顺的旅程。要是期待生活心想事成，就几乎可以保证经过每个坑时都会感觉像从悬崖上开下来一样。大多数问题、不安和危机都是暂时的。你可以把车修好。你也可以尽你最大努力来修复你的生活。

情绪自控会过度吗

情感不仅仅赋予意义；它们也指引着行为。恐惧会导致战斗、逃跑或恐惧。但当情绪失控，抛掉理智的负担时，往往会发生坏事。这可不是好主意：不经缜密思考（或根本不思考），就借着暴怒猛击某人的鼻子，或大声喊叫着不过脑子的脏话。为了在看到大量血液和内脏时镇定自若，外科医生必须培养起必要的情绪控制能力；战场上的士兵也必须这样做。

不同时期，世界各地的每一种文化都有其格言、名言、警句和故事，是为了传授有关控制情绪、在行动前思考的重要经验。对我们多数人来说，多数情况下，前额叶皮质会缓和我们缺乏思虑的冲动，将我们从原始的边缘系统所控制的自我中拯救出来。

但人也可能矫枉过正。过度控制情绪会抑制自然、正常与必要的表达。它会演变成抑郁症。它也可能向其他人发出意图之外的信号，或者错误的信号，就像在 1988 年，乔治·H. W. 布什和迈克尔·杜卡基斯之间一场决定性的总统竞选辩论中出现的状况一样。

辩论主持人伯纳德·肖向杜卡基斯提出的第一个问题是："如果基蒂·杜卡基斯被强奸并谋杀，你会赞成对凶手处以不可撤销的死刑吗？"

通过特别将杜卡基斯的妻子设定成强奸与谋杀的假想受害者，伯纳德·肖故意为辩论准备了一个极具个人色彩，更可以说非常戏剧化的开场白。但杜卡基斯似乎丝毫没有受这个问题的感染。他稳如泰山地站在那里，毫无感情地迅速回答道："不，我不反对，伯纳德。我觉得你知道，我一生都反对死刑。我没看到任何证据表明死刑能构成一种威慑，我也认为有更好、更有效的方法来对付暴力犯罪。"

作为一个干巴巴的政策与事实陈述，杜卡基斯回答得很好。但杜卡基斯过于冷静地回答——这肯定是强大前额叶皮质的产物——引发了批评与否定的风暴。辩论结束后，伯纳德·肖在另一次采访中再次向杜卡基斯提出了这个问题。杜卡基斯对他说，那个回答是公平合理的，但他希望自己当时没这么说。

杜卡基斯说："基蒂和我的家庭，可能是我在这个世界上拥有的最珍贵——最最珍贵的东西。而且，显然，如果她身上发生了你所描述的那种事，我会与任何一个爱妻子的丈夫产生同样的感受。"

然而，对大多数人来说，过度的情绪调节并不是问题。问题正好相反：情绪控制得太少，导致了社会问题。因此，很多研究人员专注于开发能增进情绪调节的干预措施。

控制冲动与增进情绪调节的艺术

在第一次棉花糖测试几十年后，米歇尔和他的同事于 2010 年在《社会认知与情感神经科学》杂志上发表了一篇论文，试图解释与阐明他们的观察结果：延迟满足能力能预测生活中更大的成功。

他们得出的结论是，能够抵制诱惑、追求长期目标的孩子使用了不同的策略。他们转移了注意力。他们专心去做其他事情。即便只是把视线从诱人的物体移开，也是有效的。他们不把自己渴望的对象看作"热"的，而是看作"冷"的。他们没有将棉花糖视为一种甜蜜、美味的食物，而是把它想象成一个不可食用的棉球，或者一团飘渺的云。米歇尔总结道：关注非消费性的特征，比如棉花糖的形状，而不是消费性特征（美味、甜美、有嚼劲），大大增强了孩子们的意志力。

生活带来了比抵制棉花糖诱惑更大的挑战。我们每天都需要调节自己的情绪和相关的冲动，但也有很多一般的策略可以使用，比如与朋友交谈、锻炼身体、写日记、冥想、保持充足的睡眠、注意何时需要休息，以及关注负面想法。

正如很多研究已经调查了自控力的神经驱动因素一样，寻找提高自控力方法的活动也已经有了相当数量，特别是在确诊了成瘾等障碍的人中。

这些研究范围广泛，而且富有创造性。比如说，西班牙科学家利用电子游戏来改变严重赌博障碍者的行为。这些电子游戏要求玩家运用解决问题、做计划与自我控制的技巧来取胜。研究人员发现，在玩游戏时，大脑中负责自我控制和情绪稳定的区域被激活，玩家也随之表现出更少的冲动和愤怒情绪。游戏本身不足以确保长期病情改善，但它们可能成为另一种有用的手段。

情绪调节训练被广泛用于治疗各种障碍和病症，包括边缘型人格障碍。这种病症复杂而严重，特征是冲动行为和不稳定的关系，通常在青少年时期开始出现。它往往是一种可靠的预测指标，能够预测未来生活中其他心理社会功能失调，以及相关的社交障碍、较差的健康状况和较低的生活满意度。

改善情绪调节，有如下三种主要的策略。

认知上的重新评估

这是通过刻意而有力的努力，来重新解释某些事物的含义。假设你考试不及格，你的第一个情绪反应可能包含愤怒、悲伤、沮丧及其他负面情绪，但如果你停下来，退后一步，重新评估情况，这个考试成绩可以被重新理解为一种积极的行动呼吁，一种需要通过修正方向或重新开始努力来克服的挑战。你看看考试中哪里出了错，然后改正这些错误。更重要的是，这样做可以帮助你防止未来的失败。

分散注意力

在米歇尔的棉花糖测试中，有的孩子使用了分散注意力这种方法。研究发现，当人们改变注意力焦点时，可以减少痛苦或情感体验的强度，缓解忧虑。比如说，别把注意力放在困难或不愉快的事情上，想想你爱人即将到来的生日聚会。

贴标签

当你意识到一种情绪并给它起个名字时，就能更容易对它控制，更周到地对它进行管理。心理治疗师经常使用这种技巧。这和在家修理家具一样。一旦你发现了问题，比如管道泄漏或电气连接故障，就可以想办法修复它，或者让它变得更好。

无常世界中的确定性

6 世纪的中国哲学家[1]老子曾说过："知者不言，言者不知（有知识的人不做预测，做预测的人不会有知识）。"这是超越时空、无可争议的睿智洞察。生活是不可预测的。丹麦物理学家、诺贝尔奖得主尼尔斯·玻尔在老子时代约 1500 年后开玩笑说：做出预测很难，尤其是预测未来。

要过上良好而有智慧的生活，需要知识。从有效沟通到与车管局

---

[1] 译者注：原文如此。实际上，老子约生活在公元前 6 世纪，并非公元 6 世纪，因此下文所述及的"1500 年"也是不正确的。玻尔（1885—1962 年）与老子相距约 2600 年。

谈判，这些实用、程序性和有关事实的知识，是成功应对生活的变幻莫测所必需的，但更广泛的知识也很必要——没有什么是确定的，曾经是真的或曾经起作用的东西，在未来可能不会再成真，或者不会再起作用。

在下一章，我们将探讨智慧这些相互关联的组成部分：做出决策所需的普遍知识与实践知识，对生活中不确定性的接受，以及面对不确定性时当机立断的能力。我们将研究这些能力在大脑中的位置，如何测量它们，以及你要做什么才能提高这些能力，并变得更有智慧。

是时候行动了，翻页！

第7章 当机立断，接纳得失

做事不费力，更费力的是决定要做什么。

——埃尔伯特·哈伯德，美国哲学家

不确定性是唯一的确定性，知道如何与不安全共处是唯一的安全。

——约翰·艾伦·保罗，美国数学教授

　　作为医生，我在职业生涯中一直都在做出判断，有时要做出艰难的抉择。我的决定会影响患者的健康与生命。这些决定通常可以归结为：对于我在特定时间针对特定患者所做出的诊断，最好的治疗方案是什么？一般来说，根据症状和检查结果，有许多不同的诊断需要进行排查。必须从多种选择中挑选出最佳治疗方案。经常不会有单个完美或显然的解法。医生必须在那一刻作出决策，但也必须保持开放心态和灵活性，以利于后续调整。这是医学智慧的重要组成部分，对患者来说也是如此。

　　类似的考虑也适用于其他专业人员，但专业或职业决策中的智慧，并不一定能够转化为生活其他地方的明智决策。我们都见识过商人、政治家、艺术家、法官或社会领袖，因其公开的成功与成就收获赞扬，却往往由于在生活中其他的部分做出糟糕的选择而动摇了自己的根基。这些事情被揭露出来，可能会让我们质疑他们是否真那么有智慧。

亚里士多德定义了两种智慧。理论智慧（sophia）包含了对现实的深层本质和人类在其中的地位的理解。这是苏格拉底、佛陀和哲学家等数千年来追求的，令人迷醉的东西。实践智慧（phronesis）则更具常规性和基础性，更类似于在日常生活中做出正确的决定——在正确的时间，为正确的理由做正确的事情。这种能力几乎在每个时代背景、每种文化中都受到重视。

圣经中最著名的书卷之一是所罗门写成的《雅歌》，以所罗门作出的公正决策而闻名。耶稣基督后期圣徒教会（摩门教）的"智慧篇言"也是关于明智行事，以及符合教会期望的准则、规范、约束和建议的概要。

在世界许多地方，村里的老人在发生冲突时提供答案或指导。美国最高法院是对这个做法的更大、更正式的例证：有九个人因其聪明智慧而受到尊重，并受邀解决我们最棘手的国家难题。

我们崇敬智慧，尊重有智慧的人，无论是父母、公民领袖，还是虚构出来的巫师。这些人具有极强的特殊能力，来确定什么是正确的、最优的。他们被认为是超然世外的人，或许常乘坐飞机，远远高过我们大多数人。

但是，做出明智决策的需求很常见，每天都在发生。我们都这样做。

就算存在传染给同事的风险，你也会扛着感冒去完成一个重要的项目吗？当你的配偶问你某一套衣服怎么样时，你会告诉他（她）很难看吗？听到一个冒犯的笑话，可以笑吗？

你的大脑每秒都会通过化学反应，做出几十个对或错、是或否的决定。神经元电脉冲以每秒 120 米的速度在大脑中传输，相当于眨眼两次就穿过了一个美式足球场。神经元和其他脑细胞在极短时间内起作用，并互相作用，形成连接和回路，转化为更大的想法，无论是否有意识。

更复杂的决策显然更少一些，但绝对数量仍然很多。根据普遍说法，成年人每天做出约 3.5 万个有意识的决定（相比之下，孩子要做3000 个）。一天 3.5 万个选择似乎是个疯狂而不靠谱的数字，但即使真实数量只有这个数字的一半，也能看出在各种情况下不断做出决定的重要性。

进退两难是常态

就像锻炼肌肉，或者变得更具有心理韧性一样，学习更好、更明智地做出决定，也需要练习，需要考验自己的极限。星期天，我最喜欢的消遣之一是阅读《纽约时报杂志》上的一个专题，叫《伦理学家》。在这个专题中，读者可以提出一些现实生活中存在的道德困境。最初，它由一组"专家"来回答问题，通常是一位哲学教授、一位心理治疗师和一位法学教授。最近，只有纽约大学备受尊敬的哲学教授奎迈·安东尼·阿皮亚出来回答问题。

这些两难困境有大有小，大多看起来很平常，但细究起来又令人困惑。

我可以骗我丈夫去看医生吗？

我该如何反驳姐姐对父亲的虐待指控？

我能雇人写我的简历和求职信吗？

伦理学家们的回答周到而简洁。有时不同的伦理学家会达成共识，有时则不能。例如，在骗丈夫去看医生的情境下，所有伦理学家都给出了相同的建议：老年的丈夫似乎处于痴呆的早期阶段，但拒绝看医生。他们普遍认为，假设妻子已经尝试过各种形式的说服，她就得做她需要做的事情，因为在阿尔茨海默病的情况下，"做出判断的器官也是潜在受损的器官。因此，事实上，在某种程度上，这不仅在道德上是允许的，而且从道德上也要求你作出决定。"

其他问题则更加棘手。伦理学家不确定该如何理解这位妹妹讲述的虐待狂父亲，以及她充满质疑的家人坚持认为这些故事一定是不真实的，因为没有其他人亲眼看见或经历过。而似乎很清楚的地方在于，这个家庭陷入困境，沟通已经破裂，在其他任何事情发生之前，每个人都需要坐下来，相互倾听。

简历的困境并不是所有困境中最具戏剧性的，但它引发了最多元的辩论：提交一份由别人来展示写作或组织技能的简历，是否会产生误导？或者是否表明你足够聪明，可以寻求他人的帮助？又或者，也许一份好简历背后的一切就是制作一份好简历的能力，这种能力可能与工作有关，也可能无关？没有确切的答案。

对于专业伦理学家的答案或辨析，我们可能同意，也可能不同意。事实上，对于任何特定的困境，我们都可能会有完全不同的观点。上面提到的回答是基于《时报》的伦理学家掌握的有限信息，但更重要的是，它们也来自于伦理学家们在生活中所学到和经历的东西。

一些困境很小，后果也很小。有些恰恰相反：它们会改变生活，也可能会改变世界。考虑如下三个伦理困境。它们是众所周知的难题，在不同类型的心理测试中偶尔使用。无法对它们给出简单的答案。

- 你坐在汽车后座上，前往一场派对。司机是你朋友。他旁边的副驾驶座上是他的妻子。现在发生了交通事故。你乘坐的汽车发生了故障，导致一名行人死亡。这条路空荡荡的。没有其他车辆或目击者。下车后，你听到妻子告诉丈夫：她会跟警察说她是司机。否则，她的丈夫可能面临监禁，她和他们的孩子也将失去任何经济来源。你会向警察确认是妻子在开车吗？这样做可能会守护几个人（包括丈夫和孩子）的幸福，但代价是让你朋友的妻子因为她没有做出的行为而白白接受惩罚。

- 威廉·斯泰伦写于 1976 年的小说《苏菲的选择》（后来改编成电影，由奥斯卡影后梅丽尔·斯特里普主演）讲述了一名波兰妇女被纳粹逮捕，并与她两个年幼的孩子（一子一女）共同被送往奥斯维辛死亡集中营。到达后，她面临着可怕的困境：她可以选择一个孩子被立即送进毒气室，另一个孩子可以继续与自己住在一起，尽管也是在集中营里。如果她不选择一个孩子，两个孩子都会被处死。苏菲做出了选择。你会怎么做？

- 一个常被讨论的两难困境，有许多版本，包括询问受访者是要通过杀死一人（或允许一人死亡）来挽救多人的生命，还是拒绝参与致死一人，间接导致许多人死亡。

在第二次世界大战期间，这里面的最后一个理论困境成为现实，并被许多因素放大了。1945 年，美国正处于与日本发生武装冲突的第五年。这个国家深陷战争泥潭。最终获得胜利似乎需要入侵日本本土，而这将让双方在生命与财富方面付出难以置信的代价。但杜鲁门总统拥有一种秘密武器——原子弹，他相信它可以迫使日本迅速无条件投降。因此，他下令在广岛和长崎市投掷原子弹。长崎被轰炸 6 天后，日本投降。超过 10 万日本人死在爆炸之中，但传统观点认为，相比于让战争继续下去，投放原子弹可能挽救了更多生命。

充分利用你掌握的知识

杜鲁门总统的决定是个非凡而可怕的选择。一般来说，生活是一系列更为温和的决定，这些决定是我们根据当时的知识做出的。智慧只是意味着能够多半作出正确决定。

人生也不是一开始就这样。当你还是孩子的时候，大多数决定都是别人替你做出的，通常由你父母来做。但是大约在你获得了驾驶执照、能够投票，或者上大学去闯荡的时候，作为成年人，别人对你的期待就变成了要自己做出决定，规划自己的前进方向，并承担后果。起初，这些决定大多还是关于你自己的，比如上哪所大学，或者跟谁约会。但随着时间推移，决定的范围越来越广，意义也越来越大。你开始做出影响他人的决定：你自己的孩子、年迈的父母、其他家人、朋友、同事，甚至是你不认识或永远无缘碰面的人。

在前面的内容里，我提到了保罗·巴尔特斯，智慧研究的先驱。他为了评估智慧，开发出了柏林智慧范式。在这个项目中，研究人员向研究参与者提出了一些具有挑战性的假设困境，然后参与者要大声描述他们将如何解决困境。同时，一组训练有素的评估人员负责听回答，并做记录。根据答案是否符合"柏林智慧范式"定义的标准，参与者获得的评分为1～7分。

示例问题如下。

一个14岁的女孩想马上从她的家里搬出来。在这种情况下应该考虑什么？

两种可能的回答如下。

1. 她才 14 岁！她年龄太小了，还不能做出这样的决定。不应该允许她搬出去。

2. 她 14 岁，但可能生活在负面或充满虐待的环境中。也许她是为了自己的安全和幸福才需要离开？也许她的父母太穷了，不够养活她或她的兄弟姐妹？也许她身处的文化规范就是这样？

第一个答案的得分很低。它没有反映智慧定义中的任何标准。它没有透露对女孩生活细节的任何思索或考虑。它只关注了她的年龄。

第二个答案得分很高。它承认女孩的年龄有点小，但也认识到这个问题没有提供任何细节或背景。社会、文化、经济条件可能与她离家的愿望有关，或者让这种愿望变得合理了。

我们做出的决定，无论大小，都会受到许多因素的影响，包括过去的经验、认知偏差、年龄、个体差异、对个人相关性的信念，以及承诺升级①效应。

过去的经验是显而易见的。人们更有可能在相似的情境下，以相似的方式做出决定。我们也倾向于（或至少希望）避免重复过去的错误。如果某个东西管用了一次，它就应该能管用更多次，反之亦然。

我的朋友伊戈尔·格罗斯曼是加拿大安大略省滑铁卢大学的心理学副教授，兼智慧与文化实验室主任。他写了大量文章，是关于人们如何在日常生活中行事更有智慧的。对他来说，将智慧完全视为一种理想状态是没有用的，这种理想状态是任何人都无法实现的。相反，他着眼于人们在现实生活中的行为，人在某些情况下表现出智慧，而

---

① 承诺升级（escalation of commitment）是对过去错误决策的投入不断增加的现象。

在其他情况下表现不出来。

对于格罗斯曼来说，理解智慧，要看我们如何做出决定、如何处理各种生活状况。这意味着它与背景、与指导原则都有关系，比如智力上的谦逊，承认他人的观点，以及在不同观点之间寻求妥协。

比如说，"利益冲突"的概念扎根于我们的法律体系，以及我们对如何管理关系的许多正式期望之中。法官（比如我父亲就是一名法官）应该让他（或她）的司法意见独立于个人动机。在法律和医疗领域中，这是一件好事。

但在日常生活中，我们会不可避免地受到更多个人因素、事态变化，以及背景因素的影响。我们可能会与心爱的人大声争论吸烟是多么愚蠢，但在一个年老体弱的陌生人要求下，会毫不犹豫地帮他点烟。

格罗斯曼提供了一项 2014 年发表的研究，作为另一个例子。处于长期亲密关系中的参与者们，被随机要求回忆他们的恋人欺骗他们，或者他们密友的恋人欺骗了密友的情况。研究者要求他们推测自己或密友的亲密关系将来会如何发展。他们还回答了测量明智推理程度的问题，如："寻求妥协对你来说有多重要？"

正如他们所假设的一样，与被要求想象自己生活情境的人相比，参与者在推理朋友的情境时表现得更明智。当戏剧性或创伤性事件发生在他人身上时，我们会由于离得远而（在不同程度上）隔岸观火。我们可以退后一步，进行逻辑思考，少受强大而变幻莫测的情绪影响。

我们喜欢认为自己是理性的生物，但往往基于常见的心理错误，做出非理性的选择。我们都有受限于认知偏差。认知偏差是基于观察和概括的思维模式，可能导致记忆错误、判断失准和逻辑混乱。

认知偏差有很多种，以下是最常见的 4 种。

- 我们倾向于关注赢家，即便输家可能采用了相同的策略。比尔·盖茨和马克·扎克伯格辍学，成了亿万富翁，但绝大多数辍学者都成不了亿万富翁。

- 损失厌恶是一种强烈的趋势，倾向于避免损失，而不是获取收益。如果有人给你 10 美元，你只会高兴一阵子；而如果你输了 10 美元，这似乎会不成比例地刺痛你。我们天生就想要保护我们已经拥有的东西，即便我们并不需要它们。想想你衣橱里的某套西装或某双鞋子，你永远不会穿，也知道自己可能永远不会穿，但仍然不忍心丢掉。这会导致囤积倾向。

- 可利用性法则（availability heuristic，一个时髦的词，意思是能在学习或探索过程中救急的东西）指的是我们倾向于相信，最容易想到的例子就是最重要的例子。我们高估了我们头脑中所记住的事情的影响，低估了我们忘记或不知道的事情。这是一条心智上的捷径，会把我们引向错误的方向。

- 确认偏见（confirmation bias）是其中最古老的心理错误。我们的固有倾向就是会搜寻并偏爱能证实我们既有信念的信息，同时忽略或贬低与这些信念相矛盾的信息。你可以发现，在分散的媒体格局中，消费者更喜欢能确证自己观点和态度的新闻提供者，同时回避、忽视、贬低那些提出了替代、矛盾或对立观点的媒体。

年龄在我们如何做决定中起着重要作用。随着年龄的增长，认知功能会自然下降，决策能力可能也随之下降。研究表明，一些老年人可能对自己"见多识广"的决策能力过于自信，这可能会抑制他们应用新策略或跳出套路进行思考的能力。此外，对能从经验中学习与记忆的人来说，决策能力可能会随着年龄增长而提高。

还有些个体差异来自于外部。例如，社会经济地位可能会限制决策。社会经济地位较低的人，可能受过的教育、获得的资源更少，这令他们更容易经历负面事件。由此产生的经验可能会影响后续的决策。

人们越相信决策会对自己产生个体层面的影响，就越经常做出选择。比如说，当人们认为自己的投票反映了普通民众的想法时，他们就更有可能参与投票。他们投票，是因为认为自己投出的票对于赢得选举确实有用。这是个有些讽刺的现象：当投票的人越多，至少在选举的数学层面上，个人投票的权重就会降低。

你在一件事里面砸进去的投资越多，这件事就越要紧。承诺升级指的是：对某个决策或选择而言，投入的多少让它的重要性发生了改变。专家们称之为"沉没成本"。你坚持这个决定，是因为你投入太多而无法改变方向。

情绪显然也在决策中起作用。前面提到的常见建议"生气时不要开车"，同样适用于做出决定："生气时也不要做决策。"有很多研究表明情绪如何影响了决策。例如，在一项研究中，参与者被要求考虑要不要买车。一个研究队列安排了一些引发安全顾虑的环节，这自然会引发负面情绪（谁想抱着会发生事故的想法？）。这组决策者更有可能选择不做选择，或者说维持现状。

在另一项研究中，经历过"失意愤怒"的参与者，更有可能在买彩票时选择高风险、高回报的选项。还有一项研究显示，被诱导感到悲伤的参与者，可能会为他们被告知要出售的物品设置更低的要价。恐惧的人对未来事件的判断则更加悲观。

所有这一切的意义在于，做出明智决策需要平衡的思维，而不能主要取决于个人的情绪。

大脑中的决策

神经影像学研究表明，无论当你在形成偏好、执行动作，还是评估结果时，决策过程中涉及的脑部回路都会根据决策过程的不同阶段，来强化大脑的不同部分。

第一步（形成偏好）和最后一步（评估结果）似乎同时涉及大脑的边缘系统与前额叶皮质区域，而执行动作则与纹状体的关系更密切。纹状体是大脑深处的一个区域，与认知的多个方面有关，包括运动与行动的计划、动机还有强化。

做出每个决定都是智慧的主要方面之一，也都是在即时回报与长期满足或不同后果之间进行权衡选择的问题。这是前面讨论的边缘系统与前额叶皮质之间的阴阳平衡。当你选择即时回报时，大脑的边缘区域占优势；当你选择延迟满足时，很可能是受到了前额叶皮质的影响。

决策的难度和复杂性各不相同，这也会影响大脑应对决策的方式。以这个众所周知、经常用于测试的道德困境为例。

> 你在参加一位女性朋友的婚礼。那天早上，你发现了无可辩驳的证据，证明新郎正在积极地与另一个女人建立亲密关系。没有人知道这件事，而婚礼结束后，这种关系也很可能会继续下去。你会不会把未婚夫的不忠告诉这位女性朋友，虽然这会毁掉她的婚礼，但也许可以避免以后更大的悲伤？还是说，在"她一生中最幸福的一天"里，你选择什么都不说，微笑着支持你的朋友？

这是个两难困境，因为没有明确、绝对正确的答案。它的道德潜台词令它更为复杂。道德上正确的做法是什么？大脑汇集了大量的资源，试图找到答案。此时，大脑的腹内侧前额叶皮质、后扣带回皮质、背外侧前额叶皮质和后上颞叶沟变得活跃。杏仁核也被召唤了起来，因为这个决定涉及充满情绪的态度。这是一项团体的努力，尽管所有这些脑部活动都不能确保做出"正确"的决定，或对此感到满意。

在对不确定性进行识别和有效处理方面，人们对脑部活动知之甚少。大脑中参与社会决策和实用生活知识的许多部分，都同时也参与应对其未知的后果。

有趣的是，影像学研究显示，大脑的不同区域或多或少会激活，具体取决于个人对风险或模糊性的偏向性。当你相信某件事情是真的，比如说有人告诉你你把钱包忘在餐厅了，这种信念就会成为进一步思考和行动的基础，大脑活动也相应增加。如果你认为某个陈述是假的，并拒绝接受，比如有人说你的皮质钱包冒犯了所有长着皮毛的动物，这就只是一连串的话，是神经系统的死胡同。

这些已经在大脑中定位的发现都支持这样一个概念：大脑有多个执行功能系统，一个用来做"热"决定，比如充满情绪或具有风险的选择，而另一个则用来做"冷"决定和分析性的决策。

塞翁失马，焉知非福

智慧在于做出正确的决定，但什么是正确的决定？马克·吐温认为："好的决定来自经验，而经验来自于做出糟糕的决定。"这的确没错，但也有一个道家寓言表明，事实上没有好坏之分，祸能生福，反之亦然，因此很难区分到底是好还是坏。

思考一下这个特别的寓言，这是我最喜欢的寓言之一。故事是关于一个农夫和他的马。一天，马跑掉了，农夫崩溃了。这匹马是他最宝贵的财产。但是接下来马又回来了，还带来了十几匹马。农夫挥霍着马带来的横财。但不幸再次降临：农夫的儿子在驯服新来的马时摔断了腿。而幸运的是：儿子腿断了，不用被强制征召去参军。

事情就是这样：福兮祸之所伏，祸兮福之所倚。

这里有一个更现代的例子，是美国有线电视新闻网专题频道（CNN Features）的编辑总监戴维·艾伦提供的。戴维·艾伦是一个名叫"智慧计划"的专栏作家，我也与他进行了很多关于这个话题的讨论。艾伦描述了飓风卡特里娜十周年之际，他在新奥尔良观看的演讲和新闻报道，飓风卡特里娜于2005年摧毁了新奥尔良的城市及地区。

在这场恶名昭著的风暴袭来之前，当地高中的毕业率为54%，如今则高达73%。风暴前，大学入学率为37%，现在接近60%。新奥尔良居民现在正在努力修复被飓风卡特里娜所摧毁的一切。风暴揭示了可怕的不公平现象和绝望的生活，但它也为识别和修复这些问题提供了一个机会。福祸相依吧？

前面这个寓言的要点在于，无论是农夫（还是新奥尔良市民）都不能彻底因为得福而欢庆，也不能全然因为遭灾而悲叹。他们不知道究竟哪个是哪个，因为一件事总会导致另一件事。他们唯一的办法就是在此时做出最佳的决定，走一步看一步。

五枚导弹，一个决定，零场战争

1983年9月1日，一架苏联的军用拦截机击落了按时刻表行驶的韩国航空公司007航班，269名乘客和机组人员全部遇难。起初，克里姆林宫领导人否认知道有关事件的任何消息，然后他们声称，这架波音747客机是一架间谍机，是美国的蓄意挑衅。

这一事件点燃了国际关系，成为冷战期间最紧张的时刻之一。

3个星期后，苏联防空部队中校斯坦尼斯拉夫·耶夫格拉福维奇·彼得罗夫在一个核预警指挥中心值夜班。这时，卫星系统报告称，美国发射了一枚导弹，随后可能又发射了四五枚。常规操作是很明确的：在第一次警报时，彼得罗夫就应该报告发现导弹，并启动军事协议和苏联方面的反击。

但彼得罗夫迟疑了一下。他想知道，如果这是一次全面打击，为什么美国人发射的导弹数量如此之少，而这正是别人教导他要预料到的。他还对预警系统本身表示了怀疑。警报通过多层验证的速度过快。地面雷达没有显示任何相符的证据。彼得罗夫不确定警报是否有误，但似乎有些不对劲。

在那个慌乱的时刻，彼得罗夫认为警报一定是出了系统故障。他没有发起苏联的反击。由于这个决定，他可以说阻止了核战争（事实证明，警报确实是错的，是由于北达科他州上空高空云层上罕见的阳光光线排列，以及苏联监视卫星的误读造成的）。

彼得罗夫的决定肯定不容易。他对命令的无视产生了激烈的反响。但即使没有多少时间思考，彼得罗夫也展示了做出明智决策所需的多种因素。他并没有冲动、简单、不假思索地按照既定的框架行事。事实上，他后来说，受过纯粹军事训练的专职士兵更有可能仅仅服从命令，而他早年的文职人员培训帮助他做出了正确的决定。

彼得罗夫评估了情况，用上了他受过的训练与批判性思维技能。他没有依赖情绪，因为这不是该恐惧或恐慌的时候。他采取的行动就是不采取行动。他不知道接下来会发生什么，也不知道结果会怎样，只知道现在不是发动第三次世界大战的时机与场合。

之后，苏联当局没有奖励彼得罗夫果断的不作为。他因记录这件事的文书工作不力而受到处罚，并被调到了一个不太敏感的职位。他于1984年离开军队，并不无讽刺地在开发那个预警系统的研究所找到了一份工作。值得注意的是，彼得罗夫的故事几十年来一直不为人所知。直到事发10年后，彼得罗夫才将此事告诉妻子。这只是他在那个场合下所做的事情，然后他静悄悄地，继续在人生道路上前进。

但也有明智决策的影响和力量不可磨灭的其他时刻。2009年1月15日，美国航空公司飞行员切斯利·"萨利"·萨伦伯格三世刚刚从纽约拉瓜迪亚机场起飞。1549次航班上共有155人。起飞几分钟后，这架空客A320飞机撞上了一大群加拿大大雁，两个引擎都失去了动力。

萨伦伯格很快决定，他无法安全返航拉瓜迪亚机场，或前往附近的泰特伯勒机场。取而代之的是，他将飞机迫降在哈德逊河上，机上的155人全部获救。萨伦伯格是最后一个离开飞机的人。

这个行动概括了智慧的许多关键要素。面对不确定性，萨伦伯格显然十分果断。他说，水上迫降前的那一刻是"他所经历过的最糟糕、恶心、揪心、跌穿地面的感觉"。他保持住了情绪稳定。纽约市市长迈克尔·布隆伯格称他为"酷机长"。他决心要拯救所有依赖他的乘客和机组人员的性命。

当然，过后也有审查和重新确认：萨伦伯格和他的机组人员的行为是否正确、是否适当？有更好的行动方案吗？克林特·伊斯特伍德在 2016 年拍摄的一部电影中讲述了萨伦伯格与 1549 次航班的故事，描述了飞行员与美国国家运输安全委员会（NTSB）调查人员之间的激烈对抗。尽管萨伦伯格表示，这部电影捕捉到了他当时在媒体和官僚机构严密检视下的感受，当时他和他的副机长杰夫·斯基尔斯的职业声誉悬而未决，但现实可能并没有那么剑拔弩张。

不过，在 NTSB 的整个审查过程中，萨伦伯格和斯基尔斯显然也保持了冷静，相互支持。他们解释了当时是如何做出决定的，即便后来计算机模拟显示飞行员可能能够安全返回拉瓜迪亚机场，他们仍然坚持他们的决策是正确的。

最后，NTSB 调查人员豁免了萨伦伯格和斯基尔斯的任何不当行为，并对全体机组人员拯救了机上所有人表示赞扬。

萨伦伯格一年后退休，开启了成为作家兼演说家的第二份职业生涯，主要讲述航空安全、领导力和正直生活等主题。

通常没办法知道一个决定是否正确、是否明智。我们必须根据当下拥有的最佳信息，通过对错、公平、同情等原则，对信息进行批判性的评估与过滤。如果事实证明我们做的决定是不明智的，我们就需要做出一个新决定：如何解决这个问题？

不可预测性的必然性

哲学家丹尼尔·丹尼特将人脑描述为一台"预期机器",最重要的功能是"创造未来"。我们忍不住思考未来,好奇它会带来什么。这种思考将我们与其他物种区分开来。它帮助我们建设文明,创造以前无法想象的东西,并维持我们的生存。向前看通常是件好事。这是我们做准备的方式。"展望的力量使我们变得更有智慧",马丁·E. P. 塞利格曼和约翰·蒂尔尼在《纽约时报》一篇题为"我们不是为活在当下而生"的文章中写道。

但是,试图分辨还没有发生的事的问题在于,这些事还没有发生。我们不喜欢不确定性。它让我们感到脆弱,所以我们会尽量避免。事实上,只要知道会发生什么,我们就更可能能够暂时忍受负面影响或事件。在实验中,面对电击,人们倾向于现在就被电,而不是以后再被电。

"对不确定性的不容忍"(Intolerance of uncertainty)是一个有着相关量表的心理学术语。它与各种各样的疾病有关,从持续的担忧,到广泛性焦虑症。它也可能在某些情绪障碍中发挥作用。

我会把塞利格曼和蒂尔尼关于展望的力量那条评论稍微改一下。智慧不是来自向前看的能力。智慧是知道你不可能无所不知,知道生活充满不确定性,然后决定尽你所能去做到最好。

决策能力

即使在面对不确定性的情况下,做出正确决策的能力也可能是某些潜在人格特质的结果,如三思而后行,或倾向于避免恐慌。但对于试图对这种能力进行测量的科学家和医生来说，它似乎又不是一种固定的特质，而是一种精神状态、一种知识，并取决于多种因素。

我们都会做出好的决定、坏的决定，做这些决定是基于无数的因素，从话题的性质和复杂性，到那天早上吃没吃饭。没有人天生判断力就要么好要么坏且一成不变，尽管在做出合乎逻辑或不合逻辑决策的总体能力上，不同的人有所不同。

临床治疗和研究领域，就是"对决策能力进行评估"这种能力至关重要的领域之一。临床研究的许多类型，比如测试新药或新疗法，都要求参与者签署知情同意书，确认他们同意研究的范围和目的，并了解研究可能产生的后果。在医疗程序之前，患者一般也需要做类似的事情。他们必须签署知情同意书，文件中详细描述他们的治疗方案，包括手术，以及所有可能带来的已知益处和风险。

知情同意是符合伦理的临床实践和临床研究的基石。对于这个目标与期望，几乎没有可辩护的例外，并且有许多法律法规来确保它得到要求，并给予到位。

但这里总有个难题：什么才能构成有效的同意？只有当参与研究的人士或患者能有效利用他们获得的信息，来决定要不要接受计划中的治疗方案，或者要不要参与研究方案，才可能构成有效同意。

构成决策能力的要素有四个。

- 理解相关信息。
- 运用：将这些信息用在自己的情境中。
- 推理：利用信息做出理性的决策。
- 清晰地表达选择。

很多因素都会降低决策能力，比如认知障碍、妄想等严重的精神病症状，以及信息复杂性、信息披露方式等情境因素。决策的背景也很重要。低风险决策需要的决策能力也比高风险决策更低。

尽管知情同意至关重要，并已经历了数十年的争论，但业界对于"如何对知情同意进行管理"还没有共识。相反，正如一位科学家所指出的那样，"这方面的实践是一团糨糊"。

几年前，我和同事调查了用于评估临床研究或治疗的决策能力的各种手段。为了保证有效，这些手段需要测量一个人表示同意时，对相关信息的理解、运用和推理能力。为此，学者们已经开发出许多这样的测试手段，其中有些已经经过验证，可靠性很高。大多数这些测试做起来比较耗时，并可能需要专门培训过的人来实施测试。

我们的回顾发现，这些测量工具大多侧重于衡量决策能力的理解部分，而没有重视运用和推理的部分。实验室和诊所使用的每种测试也都有局限性，尤其是做一遍需要相当长的时间。当资源有限时，时间可能会成为一个重大的实际问题。我们也没有找到评估决策能力的金标准。事实上，大多数针对各种临床程序和治疗的所谓"书面知情同意书"，都远远不能达到"知情"的要求，因为这些知情同意书仅仅让患者在一张纸上签了名，而患者并没有读，或者不明白他们同意的究竟是什么。

2007年，我与另外一个团队发表了另一篇论文。论文讲述了一种新的决策评估工具，这种工具由我们研发并完成测试。我们再次对所有已发布的量表或测量方法进行了审查，并通过临床研究或治疗中的知情同意，评估了这些工具对决策能力进行测量的效力，总结了它们的优缺点。然后我们开发了自己的量表。

我们做出来的量表，名叫"加州大学圣地亚哥分校同意能力简明评估"，稍微没这么啰唆的简称是UBACC。这个量表只有10个问题，都基于理解、应用和推理。每个问题的得分为0～2分，0意味着明显缺乏这种能力；2 表示完全具有这种能力；1 介于两者之间。量表中给出的问题或陈述很简单，示例如下。

- 刚才向您描述的研究具有怎样的目的？
- 如果您参加了这项研究，研究会要求你做哪些事情？
- 请描述参与本研究的人可能会遭遇的一些风险或不适。
- 有没有可能，参加这项研究对你没有任何好处？

UBACC 只需要约 5 分钟就能完成。我们通过对精神分裂症患者的持续研究开发出了 UBACC。在精神分裂的情况下，基于知情的决策显然很重要，但经常遭到妥协。我们引入精神分裂症患者，与接受模拟临床药物试验信息的健康参与者进行对照，测试了这个量表的信度和效度。

我们发表的研究结果表明，UBACC 是一种有用的工具，能够对大量受试者进行筛选，特别是为了找出某些受试者。这些受试者需要对自己的决策能力进行更全面的评估，或者进行补救。它关注的是少数重点，比如最严重的风险，而不是《医师参考》或知情同意书中那无数有待证实的风险。这个量表已被翻译成多种语言，并用于许多项研究。

批判性思维

批判性或有智慧的思维与健康长寿有关。批判性思维是多项认知技能的综合，用目标导向的方式来进行理性思考。加州州立大学多明格斯山分校心理学系助理教授希瑟·巴特勒曾写道，批判性思考的人都是"友善的怀疑论者"。巴特勒和其他人研究了批判性思维的构成，而决策是其中的关键组成部分之一。

批判性思维的支配与影响，贯穿在我对智慧的探索，以及对精神分裂症患者的研究之中。我收集到的那些关于智慧本质，以及如何对智慧进行评估、改善的见解，许多都来自跟患有认知障碍的人进行的互动。我们若能够评估、改善这些人的思维智慧，在健康人中当然也可以这样做。

2007 年，我的团队在《神经精神病学和临床神经科学杂志》上发表了一项影像学研究，研究精神分裂症患者的大脑反应与决策能力。

患有严重精神疾病的人通常对作出决定更为纠结，至少以一致的方式作出决定更难。但就像精神健康的人一样，他们的决策能力也有很大差异。我们想看看当患者做出决定时，他们大脑中到底发生了什么。大脑中的某些区域激活得更多或更少了吗？

24 名精神分裂症患者参加了一项名为麦克阿瑟临床研究能力评估工具（MacCAT-CR）的决策评估测试，该测试测量了他们的理解和推理能力。这项测试经过充分验证，而且篇幅相当长。然后，我们让他们躺在功能性磁共振成像机器内，进行一系列心智任务，如匹配成对的单词。

正如预测的一样，MacCAT-CR 得数较高的参与者，在海马中，学习相关激活的程度最大。海马被认为是编码和识别信息的关键区域。其他受激活的区域包括双侧海马旁皮质、小脑和丘脑，都是言语学习任务所涉及的区域。

一个要点是：对知情同意书或任何复杂信息进行良好的理解，都需要已知参与编码言语信息的这部分大脑系统充分参与。这一观察结果适用于所有人，而不仅仅是精神分裂症患者。当信息通过语言来分享，而大脑做出适当的反应时，它会以不同的、或许也比其他分享信息的方法更有效的方式，对此产生共鸣。

科学地讲，谈话的时候会发生什么？人类是语言生物；我们的语言技能与其他能力共同演化出来。语言处理涉及大脑中很多个分布广泛的区域，从韦尼克区、布洛卡区，到更模糊的区域，如弓形束。当人们与人交谈、听人说话时，影像学研究表明，他们的大脑好像锁定在了一起，之前不同的神经活动在心智交流中变得同步。

要做出正确的决定，我们应该使用一切可能的沟通手段，与他人和自己进行交流，在心中对不同选择的得失进行辩论。

接受价值观的多样性

在强调个人权利的现代社会中，观点不同的人之间的碰撞是不可避免的。言论自由的代价，是有义务允许持相反观点与价值观的人表达他们的想法，并倾听他们所说的话。

当然，有些价值几乎是绝对的。没有强有力的理由，比如自卫或保护亲人，而对他人造成伤害、导致死亡，就是不可接受的。但这个世界也充斥着另一些随时间、文化和环境而变化的价值观。有的人可能会认为吃肉在道德上是错误的，但也认为将这种信念强加给他人是不道德的。有的父母可能支持政府禁止未成年人饮酒，但仍允许自己20 岁的儿女在家庭聚会上喝点香槟。

现实考虑在其中发挥了作用。美国社会在禁酒令之前一直接受酒精消费，然后，又在发现禁酒明显不切实际也不可能时再次修改了法律。将干细胞、基因编辑技术用于医疗，起初引发了人们的关注与反对，但其随着对患者和社会的真实利益逐渐成形，这些争议在逐渐减弱。

智慧的特点是接受这些价值体系的多样性。它试图从乍看上去不同、奇怪或令人反感的事物中进行学习和理解。智慧是一种平衡的行为。它能够包容，并根据一个人根深蒂固的价值观行事，同时承认甚至鼓励他人持有不同的价值观。

制订决策的技术

做出决定的方式，可能几乎跟需要做出的决定一样多。从广义上讲，决策技术可以分为两类：群体和个人。

顾名思义，群体决策涉及不止一个人。一些决策标准是：投票（绝对多数或相对多数）；达成共识，其中多数人决定行动方针，少数人同意与投入（避免出现胜利方和失败方）；德尔菲法，也叫专家调查法，我们曾用它来总结出专家对智慧的定义；以及参与式决策，通常由组织或当局用来让成员参与决策过程。

个人也有自己的决策工具。柏拉图和本杰明·富兰克林都是决策资产负债表的忠实拥护者：写下选择的利弊、收益和成本。个体的决策者可以在效用（提供最大利益或满足最迫切需求的选择）和机会成本（不进行选择的成本）之间进行选择。还有一些不太精细的替代方法，如抛硬币、切纸牌、别人建议什么就偏不干什么，还有塔罗牌占卜——这些似乎都不太明智。

在下一章中，我们将讨论智慧的另外三个组成部分：自我反思，人类审视内在自我的特别能力；好奇心或对新体验的开放性；还有幽默，包括为什么笑真的是良药，即使我们并不是总能听明白笑话。

对在日常生活中做出明智的决定来说，这些中的每一项都非常重要。

第8章 自我反思、好奇心和幽默

与我们内心所具有的相比，我们背后与面前的事物都微不足道。

——亨利·S.哈斯金斯，《华尔街沉思录》

我没有特别的天赋。我只是好钻研。

——阿尔伯特·爱因斯坦

偶尔胡说八道一点点，最睿智的人都喜欢。

——罗尔德·达尔，《查理和巧克力工厂》

　　我第一次见到艾琳·萨克斯是在 20 世纪 90 年代初。我当时正在研究与精神病患者有关的道德和决策，一位同事建议我与萨克斯联系。她是南加州大学的法学教授，毕业于耶鲁大学。她写了大量关于法律和精神健康的文章，包括精神病学研究和强迫治疗在伦理维度上的问题。她广受赞赏，名声很好。在接下来几年里，在她的众多荣誉中，还将有一个麦克阿瑟奖学金，即所谓的天才补助金。

　　所以我写信给萨克斯，介绍了我自己和我的工作。我接着给她打了电话。我们有共同的兴趣和愿望，于是很快就成为同事，在接下来十年左右的时间里，共同研究并撰写了许多论文。

我们开始合作几年后的一天，萨克斯打电话来问我能不能当面聊聊。她听起来很紧张。我们见了面，她直截了当地说：她被诊断出患有精神分裂症。这不是一个新的诊断。早在 8 岁时，她就出现了最初的症状。16 岁的一天，她无缘无故地走出学校，朝 5 英里外的家走去，没有告诉任何人。事实证明，这是一段可怕的旅程，她认为在这段旅程中，她所路过的邻居家的房子直接向她的脑子里发出了敌意与侮辱性的信息。"走啊，"房子们无声地说，"忏悔啊，你很特别，你特别坏。"

这是她第一次经历精神疾病，但不是最后一次。5 年后，当她在英国牛津大学担任研究员时，她首次经历了完全、正式的精神分裂症发作。后来还发生了很多次。

萨克斯所描述的精神分裂症就像是生活在噩梦中。精神疾病发作期间，会出现奇怪的图像、说话声和响声。这种经历会完全让人迷失方向，从心底令人恐惧。不可能分辨出哪些是真实的，而哪些不是。与普通的噩梦不同，醒来也并不能让人松口气。她说，即便是在不那么糟糕的日子里，精神分裂症患者的生活也可能是一堆混乱无序的念头，其中的想法像难以理解的单词沙拉一样喷洒出来。

这种疾病既有"积极"症状，也有"消极"症状。萨克斯说："积极症状是你不想要的东西，而消极症状是你想要但没有的东西。"

妄想是一种积极症状，并在她的脑海中扎了根。例如，她会满心相信地想象，她用自己的念头杀死了数十万人，或者有人在她大脑中引爆了核弹。

消极症状则是精神分裂症患者经常缺乏的东西，如情绪调节、维持关系、保持正常工作的能力。

萨克斯说，她基本上没有出现这些最恶性的消极症状。她患病的头几年，情况是最糟糕的，治疗往往很严厉，有时甚至是强制的。她在精神病医院待了很多天，偶尔会受到肢体束缚，尽管她从未对任何人产生过威胁。她服用了许多药物。

但那是很久以前的事了，她在会议当天告诉我。她现在好多了。她得到了丈夫、家人和朋友的深度支持。她不仅掌控了生活，而且在生活中表现出色。她说，现在，她不想再向全世界隐瞒自己的疾病，或者经历过的恐怖——无论是出于病情还是出于那些能够疗愈它的人。她想诚实地写写文章，有关精神分裂症和她"穿越疯狂的旅程"：这个短语将成为她自传《中心难再维系》的一部分。

但她担心坦陈病状会付出代价。

她说："我担心你不愿意继续跟我合作。"

我的反应正好相反。我祝贺她决定让全世界了解她的病情。我欣赏她做出这个决定所需要的勇气。对精神疾病的污名有大有小，有明显的也有微妙的。公开自己的情况一定很可怕，并充满了不确定性。我告诉她，我会全力支持她。

萨克斯和我一直是同事、朋友、合作者。如今，在智慧的背景下思考她时，我一次又一次地获得提醒：智慧并不局限于最健康的人。我们中最聪明的人——我想包括萨克斯在内，都通过激烈的斗争才赢得了这一殊荣。

瞧瞧你自己

萨克斯富有智慧的各项特质中，最重要的是她能够自我反思、审视自己，随着真相的披露而进行学习和改变。她的书、论文，以及她的生活，都实在是真真切切的见证。

但是自我反思很难做到。你必须对自己诚实，这也许很残酷。否则，你就只是在欺骗自己，这有什么意义？当我做的事情不起作用时，没关系。温斯顿·丘吉尔曾说过："失败并不要命。"我们从失败中学到的比从成功中学到的更多。当我再次尝试仍然不起作用时，我就开始寻找我出错的模式或线索。如果我第三次尝试同样的事，却又失败了，我就知道我必须得以不同的方式去做。我必须改变我的想法。

自我反思似乎是人类独有的特质。它是超越了自我意识的东西，而自我意识并不是人类独有的。20世纪70年代，心理学家戈登·盖洛普设计了一种镜子测试，来确定其他动物物种是否具有识别自己的能力，即把自己与其他个体和环境分开的能力。

为了进行这项测试，盖洛普和后来的研究人员通常会用无味的油漆或贴纸，在动物的身上做个可视的标记，然后观察动物被放在镜子前时会发生什么。

通常，能通过镜子测试的动物几乎都会立刻注意到标记。它们会调整姿势，来对它进行更充分的观察。它们还会试图触摸或移除这个标记。这显然是个令它们着迷或产生顾虑的物体。

这种行为表明，除了由于看到长相相似的动物而做出反应之外，大脑还存在着更复杂的特性。许多物种在被放到镜子前时，反应就像看到了同类的另一个成员一样。这种反应可能是攻击或求偶，但显然是错误的。还有些带有标记的动物，在镜子中看到自己，并意识到它们所见的与所知的在视觉上不同，这表明它们对自己有更深层的先天知觉。它们知道自己长什么样，涂点的油漆或贴纸并不是他们正常的部分。

人类在约18个月大时开始能够通过镜子测试，但其他几种动物也能在相对较大的年龄通过镜子测试，如亚洲象，类人猿，宽吻海豚，虎鲸，欧亚喜鹊，以及值得一提的蚂蚁。

即便如此，自我意识在世界上无数物种中似乎也很少见，自我反思可能更是仅限于一个物种——我们。这是人类独有的能力，能在精神镜子中看到自己，并思考我们所看到的东西。

自我反思是内省的练习，是对我们自己的心智与情绪过程进行查验，以便更了解它们的基本性质、目的和本质的过程。这是一个极为重要，并显而易见的智慧要素。柏拉图在《苏格拉底的申辩》中写道："未经审视的生活是不值得过的"，这本书是他对他导师在结局悲惨的审判中所发表演讲的回忆。

反思让大脑有时间停下来，对无数的观察、经历进行解析与整理。这些观察和经历在每个醒着的时刻，或许也在很多睡眠的时刻，都荡漾于脑海之中。它为考虑多种解释并创造意义提供了时间，这进而又成为经验教训，塑造我们未来的思想与行动。

自我反思对学习至关重要。人类做事不是简单地从一项任务到另一项任务，而是可以停下来，回顾所做的事、所涉及的过程和结果，来提取新的价值或相关性，并优化未来的表现。这也是萨克斯所做的。她在日常生活和职业生涯中产生了非凡的洞察力和知识。这些不仅帮她自己，也帮助许多其他人控制了精神分裂症。

自我反思可以让人更能理解自己的情绪、认知和行为。哲学家丹尼尔·丹尼特将这种能力描述为体验自我，并成为"我们自己生命的作者"。

但它也在理解他人的生活和观点方面发挥作用。你问自己："如果是我，我会怎么做？"这时，就可以洞察别人的想法，洞察他们事实上问过他们自己的是什么。

与反思有关的脑区

自我反思行为发生在大脑前额正后方的内侧前额叶皮质（mPFC）中。当大脑进入默认模式，也就是不积极参与任务的时期时，内侧前额叶皮质中的代谢活动仍然很活跃。这其实就是大脑在思考你自己、你的生活，以及思考未来的结果。

自传式记忆会激活内侧前额叶皮质，涉及自我判断的任务也会如此。在这种情况下，内侧前额叶皮质开始工作，并与其他大脑结构（如扣带回皮质的前部和后部）合作。大脑中这些别的部分起的作用或大或小，具体取决于年龄和经验。成年人更多地依靠后楔前叶，这个区域深入大脑，并参与自我意识和记忆；而儿童的大脑则会激活扣带回皮质的最后面部分和前楔前叶。

这种差异提供了一些洞察，有关不同年龄段的人类如何思考与看待自己。比起年龄较小的孩子和成年人，年龄较大的孩子激活内侧前额叶皮质的强度要更低，因为在那个年龄段，他们很少内省。

幼儿还不具备成年人那些丰富的特定技能，因此他们的大脑在空间任务中表现出了更强的激活。这证实了这样一种观点，即随着与任务有关的专业知识的增加，大脑处理广泛空间参数"我该怎么做？"的部分活动减少了，而变得更加关注具体表现，"我做得怎么样？"

当内侧前额叶皮质因受伤或疾病而发生功能损伤时，其重要性会变得尤为明显。后者的例子之一是额颞叶痴呆，这种疾病可能会让人丧失自我意识和自我身份认同。或者，在自恋型人格障碍中，人会对自我有着高度浮夸的看法，根本无法像其他人那样看待自己。

无暇思考

虽然人类拥有自我反思的能力，但这未必意味着每个人都会使用这种能力——尤其是自愿使用。我们可能愿意相信自己反思了很多，但有大量证据表明，这种感觉并不是完全正确的。

比如说，2014 年，弗吉尼亚大学的科学家进行了一系列实验。参与者被安排在除了自己的想法之外什么都没有的情境中。大多数参与者在 6～15 分钟后发现这种经历十分难受。

事实上，有的参与者为了避免思考，付出了惊人的努力。例如，在一项实验中，64% 的男性和 15% 的女性在独自思考时，对自己使用了低水平电击。之前，同样一批参与者告诉研究人员，他们愿意付钱来避免接受这种不愉快的颤抖。

无论实验是在实验室进行，还是在参与者家中进行，人们都很不愿意反思。即便研究人员提供有关应该思考什么的建议，比如想想即将到来的假期，也没什么用。

人类是问题的解决者，也是意义的创造者。这些特质帮我们生存与发展，但也可能带来负面影响。当让我们自己思索时，我们可能会思考尚未解决的问题、难以相处的人际关系、金钱问题、健康顾虑、个人人生或职业上的失败，这些都要么能给我们带来当下的压力，要么带来长期困扰。

对于年轻人来说尤其如此。随着年龄和经验增长、人变得更有智慧，人们会忘掉，或者不再那么关注负面事件、负面情绪。正如我在前一章中所讨论的，消极或压力性的经历会像尼龙粘扣一样，把年轻人牢牢粘住。老年人的大脑则更像不粘锅涂料：同样的经历不会附着在上面，只会剥落。

年轻人也更看重行动而不是思考。"就好像我们都生活在这个繁忙成瘾的家庭里，在这里所有的忙碌似乎都是正常的，而实际上却十分有害。"《速度：直面快速上瘾症——克服慢速恐惧症》的作者硅谷心理学家斯蒂芬妮·布朗说，"人们普遍认为，思考和感受只会拖慢你的速度，阻碍你前进的步伐，但事实恰恰相反。"

自我肯定的益处

思考坏事很难，或许令人沮丧、制造焦虑。没人喜欢这样做，但试图压制负面情绪与想法，可能反倒会更糟。压制这种行为就给消极思想注入了更多的力量，进而导致了更强烈的侵扰，甚至需要付出更多精力才能进一步抑制住。

心理学家将其称为矛盾历程理论（ironic process theory），或者"白熊问题"，这是致敬费奥多尔·陀思妥耶夫斯基在《冬日里的夏日印象》中的一句话："试着给自己布置这样一个任务：不要想到北极熊，你就会发现这个倒霉蛋每分钟都浮现在脑海里。"

"刻意不去想某件事"带来的持续认知压力会导致一系列心理疾病，包括强迫、焦虑、抑郁、惊恐发作和许多种成瘾症。它还跟一些可以由压力加重的身体疾病，如湿疹、肠易激综合征、哮喘，头痛有关。

与沉湎于消极思绪，或者与时刻试图避免消极思想相反的思维方式，就是自我肯定。自我肯定在智慧和生活中起着积极的作用。当你去找寻生活意义和目标的来源，并专注于此，自然会提高自己。

在我的研究中，我调查了在健康人与精神分裂症患者的人群中，生活的意义与目的会产生怎样的影响。在这两个群体中，生活具有目的与意义，都与身心健康水平更佳相关。其他科学家也已经证明，意义感甚至可以预测生物衰老的速度。

自我肯定能激活大脑的奖赏中心，包括腹侧纹状体，和腹内侧前额叶皮质。这些神经结构也与愉快的经历，如吃喜欢的东西或得奖有关。当这些奖励回路被外界的肯定触发时，就可以缓解、抑制负面情绪，或者加强积极信念。

这种肯定还会激活内侧前额叶皮质和后扣带回，而这两者都与思考自己有关。这表明，与自我相关的处理就像一种情绪缓冲，可以缓解痛苦、负面、威胁性信息带来的不适。

有趣的是，当与未来事件相关时，自我肯定的益处可能比与过去事件相关时更强。在神经影像学研究中，参与者要么被要求思考过去的职业成功，要么被要求思考预期未来的成就，其中向前看的行为引发了更多的自我肯定性脑活动。

用自己的方式，找到自己的方式

根据谷歌的统计，每天约有 1 亿人自拍——这可能还低估了。一项民意调查发现，18—24 岁的人每拍 3 张照片，其中就有 1 张自拍，而普通的千禧一代（出生于 20 世纪 80 年代初至 90 年代中期的人）一生中会拍摄 25 000 多张自拍，或者说每天都会自拍接近 1 张。

心理学家、作家特丽·阿普特说，自拍是"一种自我定义"。她说："我们都喜欢在某种程度上控制我们的形象，吸引他人的注意力，被注意到，并成为这种文化的一部分。"

但自拍只反映了自我的表层。而即便如此，它通常也是一种经过仔细调整、精心策划的表现，只针对外部观众。自拍会告诉自拍者有关他们自己的什么信息吗？

自我反思不仅需要一部手机和一根自拍杆。这个过程还需要你问自己一系列关于你的信念、当前行为、过往行为和未来目标的问题，这些问题或许很难回答。我的内心是什么样的？为什么？我应该保留什么，改变什么？

1974年，在担任精神病学住院医师期间，艾伦·格林突然感染了系统性巨细胞病毒（CMV）。大多数巨细胞病毒感染是隐性的，不会引起问题。事实上，据美国疾病预防控制中心估计，所有的成年人中，50%~80%到40岁时已经感染过了巨细胞病毒，其中大多数人永远不会表现出任何体征或症状。

但在格林这里，病毒感染造成了巨大的灾难，对他的身体造成了严重破坏，导致了高烧、脾肿大和贫血。5年间，他都病得很重，除了阅读（通常是关于"人被限制，违背自身意愿"的书）和思考之外几乎什么都做不了。在那段时间里，经常卧床不起的格林思考了自身与自己的命运，最终发誓如果康复，就会致力于积极进行医学研究。

格林说到做到。如今，他是达特茅斯学院盖塞尔医学院院长和精神病学教授，职业生涯充满了高光与成就。他是我的同事、朋友和灵感来源。

当然，我们应该到处寻找灵感，但行动正来自于内心。

本杰明·富兰克林因许多事情闻名：他是美国的开国元勋之一，是印刷师、外交官、科学家、发明家、音乐家、旅行者、作家、运动员（进入了国际游泳名人堂！）。他开启了"自我成就"的概念。

1726年，20岁的富兰克林为自己设定了或许是最崇高的目标：达到他所说的"道德完美"。他在自传中写道：

> 我设想了一种大胆而艰巨的方法，来达到道德完美。我希望过从不犯错误的生活；所有可能诱惑我的自然倾向、习俗或同伴，我都将努力胜过。
>
> 当我意识到，或者认为自己能够分辨对错的时候，我就觉得没有理由不做对的事，而偏要做错的事。但我很快发现，我承担的任务比想象中要困难得多。即便小心防范一个错误，也会经常被另一个错误所困扰。

经过一段时间反复思考，富兰克林总结了 13 种美德，从节制、真诚到谦逊、坚定。然后，他随身携带一个小本子，在本子里对自己的努力进行了列表评估。他每天的自我反思"令状"大概是这样："我开始按照这个计划进行自我查验，并偶尔休息一段时间。我惊讶地发现自己的错误比我想象的要多；但看到它们减少，我很满意。"

富兰克林说，他虽如此雄心勃勃地追求，却"从未达到完美"，但他成了"一个比没尝试这样做的情况下更出色、更幸福的人"。我们中，不管现在还是将来，都很少有人能达到本杰明·富兰克林的地位，但我们都可以在自己层面做得更好。

在某些方面，自我反思与共情、同情等更明显的特质一样，都是智慧的基础和重要因素。在追求更大的智慧时，它可能更为重要。诗人卡尔·桑德伯格就这一主题写道：

男人（或女人）必须为自己留出时间。时间是我们一生的伴侣。如果我们不够小心，就会发现别人把我们的时间花光了……人偶尔必须独自离开，体验一下孤独；坐在林中的石头上，问自己：'我是谁，我从哪里来，要到哪里去？'……如果不小心，就会让各种岔路占用自己的时间——人生的质量。

但是自我反思——苏格拉底可能称之为"经得起考验的生活"——必须清醒、诚实，有时要坦诚到残酷的地步。我们都做过那些大众杂志上的测试，号称什么都能测，从时尚感到内在美。做这些测试很容易对自己放松，追求"更好"的分数。这样的测试一点都不严肃，放放水也没关系。不过，想要真正提升自己，就必须知道自己的立场——以及自己究竟是谁。这样，我们才能采取适当的步骤来提升自己，并以极大的满足感和更深的智慧，来回顾这段经历。

无思无虑时

虽然我们中的许多人或许所有的人，都曾在某些场合下试图避免沉溺于思考，但实际上，有时候无思无虑也是件好事。《圣经》中的箴言书 16 章 27 节警告说"懒散的手是魔鬼的工场"[1]，但懒散的头脑可能

---

[1] 这句格言常被引用，但圣经原文中该句并无明确的"懒散"含义。中文本译为"匪徒图谋奸恶，嘴上仿佛有烧焦的火"。

是激发忙碌的源泉。有相当多的证据表明，创新往往是在思想游荡时产生的。

传统上，看似不专注的精神漫步被看作是认知上的浪费时间，甚至是缺乏对内心的控制与心智能力。但专家们正在重新审视这个概念。大脑在偏离有意识目标时，更有可能发现新的想法或见解。研究表明，当人们像做白日梦一样让大脑休息时，有助于增强对事件的记忆，和对信息的保留。正确的精神休息可以促进未来的学习，使智慧更有效。

类似于这样的做法，也都是为了在精神上"卸车"，或者说冷静下来。在完成一项极具挑战性的智力任务后，花点时间回顾一下你刚刚完成的内容，也可以同时散散步，获得一些体育锻炼。大脑扫描发现，那些能够对某些知识做到学而时习之的人，在后续针对这些知识的测试中表现得更好。

得克萨斯大学奥斯汀分校心理学和神经科学副教授艾莉森·普雷斯顿说："我们认为，在休息期间重播记忆，会使之前这些记忆变得更强。这种增强效应不仅会影响原始内容，还会影响即将到来的记忆。"

与生俱来的好奇心

我是印度移民。研究发现，自愿移民脑内的纹状体多巴胺水平普遍很高，这与好奇心更强、和对新经验更具开放性有关。

正如我在引言中提到的，我搬到美国的主要原因是进行研究。在印度，我学会了如何开展精神病学临床研究，尤其是与印度的精神病学先驱 N. S. 瓦夏博士和 D. R. 杜恩加吉博士一起。

科研训练令我入迷。虽然科学家通常对可能发现的东西有些概念，但总会有些研究结果令人惊讶。人必须乐于收获意想不到的结果，而对我来说，这是非常令人兴奋的。等待研究数据出来的时期，是焦虑而充满期待的。你渴望看到调查结果如何，以及这些结果能够怎么使用。这就像一个准妈妈不知道她要生男孩还是女孩，也不知道孩子会有多健康。

当我还住在印度时，我能做的大部分临床研究都是流行病学的，也就是对数百名精神分裂症、抑郁症或癫痫患者进行研究。流行病学研究的是与健康相关的状态、事件的分布和决定因素，例如，空气中某些有毒物质的普遍程度、困扰社区的特定疾病、当地医疗保健实践，以及如何利用这些知识来控制疾病和其他健康问题。在做了几年后，我想要探索另一个研究前沿，即人的内在，特别是涉及大脑的生物学研究。我听说最好的精神病学研究机构是美国国家心理健康研究所，是美国国立卫生研究院（NIH）的组成机构之一，位于华盛顿特区。

除此之外，我知之甚少，所以决定永久搬到美国是有风险的。我放弃了稳定的家庭环境、几乎完全确定的职业生涯，踏入了一个充满未知的全新文化。但在内心中，我觉得我别无选择。只有在美国，我才能满足个人和职业上的好奇心。

我在新泽西医学院完成了1年的强制性精神病学住院医师培训，在康奈尔大学又完成了两年之后，加入了美国国立卫生研究院（NIH）。这算是梦想成真了。NIH几乎在每个科学领域都有顶尖专家。世界上最大的医学图书馆——美国国家医学图书馆也在那里。每一种最先进的技术都有机会使用。我学到了很多新东西，参与了许多研究，发表了许多论文。又过了几年，我觉得是时候冒新的风险了，就离开NIH这个独一无二的研究天堂，下海去建立自己的实验室、制订自己的研究和培训计划。这再一次令人兴奋，但同样充满了风险。

年轻的时候，对新体验保持开放、愿意冒险是正常的。而随着年龄的增长，这种渴望就必须通过对稳定性的需求来保持平衡。看过几所大学后，我选择了加利福尼亚大学圣地亚哥分校。这是个明智的决定。如今我在加州大学圣地亚哥分校已经工作了 30 多年。就我的身体和家庭环境而言，这里是稳定的典范。与此同时，我正在继续探索新的研究领域，来满足我不可抑制的好奇心。

好奇心是认知的基本要素。它是学习的动力，也会对决策产生影响。好奇心在从个人到整个文化和社会的各个层面上，推动着人类发展。

好奇心也无处不在，以至于我们几乎可以对它失去察觉。我们会对孩子们毫不掩饰的好奇心感到惊讶，他们的大脑就像吸墨纸，渴望着把一切素材都吸收进去，但成年人也有这种好奇心。注意一下我们对信息和新奇事物永不满足的渴望。比如说，你会停下脚步，在报摊上细读新闻头条和杂志封面，或者看看一家电视大卖场里的屏幕墙上正播放着啥，又或者，会瞧瞧为什么人人都在高速公路上减速（即使你大声抱怨司机在高速公路上减速的行为）。还有，你上次在智能手机上查看朋友的电子邮件、短信、照片、视频，或者最近的新闻推送，是什么时候？

德勤咨询公司在 2015 年的一项研究估计，美国人每天看智能手机的次数总计超过 8 万亿次，平均每人每天约 46 次，比上年增加了 13 次。当然，这是估计出来的平均值。人越年轻，瞄一眼手机的次数就越多。

如果自我反思是向内求索而徘徊，那么好奇心就是向外求索而探寻。这是一种复杂而微妙的特质。已故的加拿大心理学家丹尼尔·伯林和同事们描述了四种好奇心。

- 感知的好奇心，由新奇、模棱两可或令人困惑的景象引发。
- 特定的好奇心，当你寻求特定信息时出现。

- 多样的好奇心，对任何形式的新奇事物都能感受到吸引力，并鼓励我们探索新的地方、人和事物。
- 求知的好奇心，对知识的渴望。

在不同程度上，人类拥有所有这些类型的好奇心。

卡内基梅隆大学的经济学家和心理学家乔治·洛文斯坦被认为是行为经济学领域的创始人之一。他用他提出的"信息鸿沟理论"来解释好奇心。他说，当世界的运行方式与我们对它的理解不一致，并且我们试图用期望来重构现实时，好奇心就会出现。要是一个球弹错了方向，或者有人做了意想不到的事，我们就会注意到这种现象，并想要知道为什么。

也有其他方法来定义好奇心，包括使用"开放性"一词。这是描述人格特质的五大人格模型中的五个维度之一。其他四个维度分别是宜人性、尽责性、外向－内向性，还有神经质。最后的这个维度（神经质）是指一个人对强烈情绪或某些感受的偏爱，如焦虑、恐惧、担忧、愤怒、沮丧、嫉妒、虔诚、内疚与孤独。

研究人员通常使用自我报告工具，来测量参与者的开放性水平。参与者在这些问卷中选择同意或不同意某些陈述、描述性短语，如以下陈述：

我喜欢诗歌。
我的想象力十分生动。
我不会回避哲学讨论。

如果你认为这些陈述真实地描述了你自己，那么你很可能对新体验更能保持开放。你越强烈地对这些句子表示同意，你的开放性水平就越高。如果你不同意这些说法，认为它们不能真正地描述你，那么你对经验的开放程度就不是很高。大多数人在开放性方面得分居于中间，也有些特殊的人分布在两个极端。得分低的人被认为对新体验更封闭，他们倾向于保守与传统，更喜欢熟悉的惯例，表达的兴趣范围更窄。得分高的人则被认为是富有艺术性、创造性或爱冒险的人。

好奇心之路

2009 年，加州理工学院的研究人员进行了一项新型成像研究，来识别出好奇心的神经通路。19 名参与者被放置在功能性磁共振成像仪中，并被问到不同主题的 40 个百科知识问题。其中一些问题相当宽泛，回答起来很容易，其他问题则需要更具体的知识或兴趣。

以下是两个例子。

地球所在的星系叫什么名字？

什么乐器是为了听着像人类的歌声而被发明出来的？

参与者要阅读问题，回答出来，如果不知道就猜一个答案，并评估自己了解正确答案的好奇心，然后说出他们对自己猜测的正确性有多自信。

神经影像学显示，自我报告的高好奇心水平激活了左尾状核（它是背侧纹状体的一部分）和前额叶皮质。这两个区域都与奖励刺激有关。这个发现证实，对知识的渴望触发了大脑的奖励回路，但不会触发奖励回路的全部。正确答案激发了大脑与学习、记忆和语言相关的区域，如额下回。有趣的是，当参与者得知自己猜错了时，大脑结构被激活得更强烈。这个告知过程似乎增强了参与者的记忆，并且当后来再次问到这些问题和答案时，他们对曾经答错的问题和答案表现出更强的回忆能力。

好奇心有益于学习，这并不令人惊讶。当人们对问题的答案非常好奇时，就会更善于学习，并记住相关信息。此外，在许多研究中，好奇程度高的人往往对不相关的信息也能学得更好。这种现象的一部分，在神经影像学研究中变得可视化。这些研究表明，好奇心激发的学习刺激了海马的活动，促进了新记忆的形成，以及与大脑奖励回路产生的联系。

好奇心本身就是它的回报。新发现让你感觉很爽。当你好奇时，多巴胺水平会升高，这构成了好奇的内在动机，从而促进外部动机。一点点新的信息或发现，就激发了寻求更多信息与创新的欲望。

看着你很好奇，所以上面关于地球位于哪个星系、像人类唱歌的乐器这两个问题，答案分别是：银河和小提琴。

笑一笑，很重要

马克·吐温曾经说过，真正的幽默中充满了智慧。他说的没错，但我（和其他许多人）认为还不止这样。幽默是智慧的一部分，既能告诉我们智慧的存在，又能反映智慧。一个人如果不能笑，就无法生存，无法茁壮成长。罗杰·沙塔克在他的《宴会年代：1885 年至第一次世界大战期间法国前卫艺术的起源》一书中写道："幽默要求我们正视人性和世界的现实，不要陷入灰暗与绝望。"

2002 年，英国赫特福德大学的一位心理学家，名叫理查德·怀斯曼，想找到世界上最有趣的笑话，或者至少是最能引人发笑的笑话。

因此，他推出了一个名为"欢笑实验室"（LaughLab）的网站，任何人都可以在这个网站上提交笑话，或对他人提交的笑话进行评分。参赛作品超过了 4.1 万件。

最后，怀斯曼和他的同事公布了一条获胜的笑话，很容易用谷歌搜到。但事实上，世上并没有一个笑话能有趣到让每个人都笑得出来。幽默受到地理位置、文化、人的成熟度、教育程度、智力和谈话背景的影响。西方人认为幽默是一种普遍而积极的特质，至少每个人都有潜在的幽默感。相反，一些文化将幽默视为只有少数人拥有的特质。

穴居人走进山洞……①

幽默是由个人经验和品味决定的。这有点像色情：我们看见、听见时就知道它来了，但可能又很难给它下个定义。

如果没有幽默，生活和人类行为往往就显得无法解释、奇怪、不理性。寻找幽默，与别人一起发笑，或嘲笑某人某事的能力显然是人类所独有的，尽管它的起源和本质尚不清楚。

幽默既有认知因素，也有情感因素。认知过程对于有趣的东西进行发现与理解，情感过程则让我们享受这个笑料。关于幽默构成的理论有很多种，其中最著名的，或许就是最初由亚里士多德所提出的假设，叫作"不协调模型"。这个模型认为，我们的大脑总是试图预测接下来会发生什么，来调动适当的资源和反应。当我们所预期的事情没有发生时，幽默就发生了。

也有其他理论认为，我们对别人发笑，是因为这样做能使我们对

① 英语中有很多笑话以这句话开头。

自己感觉更好，或者减轻紧张、缓解恐惧、克服抑制、揭示被抑制的欲望，或者处理困惑。所有这些理论都解释了某些种类的幽默，但无法解释幽默的全部。人类也会对奇怪的声音发笑。我们能够对没有被其他人看到或听到的东西感到好笑。

欢乐住你心

作家 E. B. 怀特的才能远远超过他所写的经典儿童文学《精灵鼠小弟》和《夏洛的网》，也超越了他不朽的英语写作指南《英文写作圣经》。他曾说过："幽默可以像青蛙一样被解剖开，但很多东西会在这个过程中死掉，除了纯粹具有科学头脑的人之外，任何人都会对此感到沮丧。"

怀特说得对。如果你需要解释一个笑话，把它拆解成各个组成部分，它可能就不再有意思了。另一方面，当你听到笑话时，大脑中所发生的事又很有趣。

以下是一些科学家认为你脑内会发生的事情。

"有个人上班迟到了"……

听到这些话，你的大脑会意识到，有个笑话即将到来。各种神经回路开始放电：额叶处理输入信息；辅助运动区域要指导你的动作，如与发笑相关的身体活动；当你听到笑点时，伏隔核会触发奖励回路。

有个人上班迟到了。

老板对他叫嚷道："你应该八点半就到这里的！"

"为什么，"那家伙回答说，"八点半发生了啥？"

笑话能逗乐，因为它们让人惊讶，它们违背了你的期待。我们的大脑，尤其是额叶，在不断寻找着套路，无休止地试图预测接下来会发生什么。当你听朋友说话时，不仅能听到话语从她的嘴里流出，也会预测下一句话会是什么，以及思考你如何回应。

意外的笑点——"八点半发生了啥？"——瞬间让这一切都失去了平衡。你的大脑从对信息的处理转向了与伏隔核相关的情绪反应。你说什么？大脑问道。前额叶皮质再次审视这个笑点，重新评估了信息，并引入更多有意识的资源。如果它"听懂"了这个笑话，大脑就会回到伏隔核，以及它的"快乐和奖励循环"中去。你就微笑了。你就哈哈大笑了。

几年前，南加州大学的研究人员开始寻找笑料在大脑中的根源。他们让一群业余和专业的即兴喜剧演员躺在功能性磁共振成像仪上，为《纽约客》杂志上的空白漫画配上有趣的台词。

当业余喜剧演员写台词时，内侧前额叶皮质和节奏联络皮质（TSC）受到激活。内侧前额叶皮质参与对久远的长期记忆进行检索和整合。它帮助我们应对社交场合。节奏联络皮质也与记忆有关，但它同时也参与识别复杂的刺激，如人脸和语音。

更有经验的喜剧演员脑内颞叶活动增强，而前额叶皮质活动减少。这是有道理的，因为我们已经知道颞叶处理语义和抽象信息，而前额叶皮质更关注自上而下的决策。最好的笑点都是自发的，是惊喜和新奇的产物，它们不是由负责逻辑思维的前额叶皮质推算出来的。

当人们研究艺术名作或凝视美丽风景时，同样的脑部活动也会出现。这种脑部活动涉及负责视觉处理的皮质区域，这些区域也具有高密度的阿片受体，属于大脑奖励系统的一部分。一件华丽的艺术品、一首好歌、一片风景、一个笑话都能带来神经愉悦，尽管重复（与阿片样物质逐渐钝化的成瘾相似）总是会减少兴奋。我们都渴望新鲜感。再好的笑话听了又听，也会失去幽默。

笑乃良药

幽默与健康有关。研究发现，幽默感强的人具有更强的免疫系统（根据关键生物标志物的水平衡量）、更高的疼痛耐受性，血压更低，像持续焦虑这样的心理疾病也更少。

例如，在一项设计巧妙的实验中，参与者被告知：过一会儿他们会受到轻微的电击。然后，一半的人在等待电击的同时能接触到幽默内容；另一半人只是等着。研究人员不断测量他们的心率，并要求他们评估自己的焦虑水平。另外，每个人都还参加了一项衡量幽默感的测试。

在幽默感评估中得分较高的人，无论是在娱乐组还是在非娱乐组，所报告的焦虑程度都更低。那些接触到了幽默内容，但自身幽默感评分较低的人，也报告说焦虑程度较低。各组之间的心率并没有显著差异。一句话总结：拥有良好的幽默感，或者能接触到幽默，都有助于缓解生活中的压力。

幽默还在某些重要方面改善了衰老过程。它提供了一种更佳的健康意识，促进了社交，还制造了一种对生活的满足感。较高水平的自尊，和较低水平的抑郁、焦虑与感知压力，都与幽默有关。即便是患有特定疾病的老年人，如果使用幽默，健康和行为举止也都会有所改善。

与同情心或决策能力相比，好奇心和幽默在智慧中的作用可能没有那么大，但它们也不是人生这场戏中的小角色。有关你是谁、你能有多睿智，它们也都有资格发言。没有好奇心，人们就无法发挥最大能力去学习，或者分享所学到的知识。没有幽默，人们就可能无法明智地分享知识。幽默能使晦暗的真理增色。它可以帮我们找到自己与他人的共通之处，或助我们度过人生难关。

澳大利亚作家格雷戈里·大卫·罗伯茨说："如果命运不让你笑，你就搞不懂这个笑话。"我们都想搞懂这个笑话。

从更高处而来的召唤

"想让上帝发笑，就把你的计划告诉他。"

这是一种古老的犹太俏皮话，尽管它所蕴含的普世真理产生了许多版本，被归到很多不同的作者头上，从伍迪艾伦到特蕾莎修女。它暗指信仰。这种对某个人或某种东西的信仰比生命更大，甚至比宇宙更大。在我寻找对智慧的科学描述时，宗教性和灵性特质非常重要，尽管专家们在认定这两种智慧的主要组成部分方面并没有达成足够的共识。

许多智者或是宗教性的，或是精神性的，又或是两者兼而有之，至少看上去是这样。但这对于快速变得更睿智又意味着什么呢？有证据表明，灵性的神经生物学规律类似于智慧的其他组成部分。科学家们已经描述了大脑中的一个"神性斑块"。在下一章中，我们将寻找这些答案。我们会研究宗教性与灵性（它们并非同一回事），以及如何测量它们。要望向更高处，我们也必须看向自己的内心。

第9章 灵性

科学和宗教是人类思想中两个截然不同的领域。它们在分子水平上的作用不同，但两者的目的都是不让心智堕入无知的黑暗。

——阿比吉特·纳斯卡，《爱，上帝和神经元》

拥有知识并不会扼杀对奇迹和神秘的感受。神秘总是更多。

——阿娜伊斯·宁，《阿娜伊斯·宁日记》

我成长在一个宗教信仰程度中等的家庭中。我家里的每个人——事实上我认识的所有家庭也一样，都相信印度教的传统，包括在我们住的地区常见的那些特定的男神女神。我们住的地方当时叫孟买州，现在叫作马哈拉施特拉邦。

在印度，近80%的人口属于印度教徒。最大的少数信仰是穆斯林（14.2%）。根据2011年全国人口普查，基督教徒占人口的2.3%，再次是锡克教徒和佛教徒。大多数印度教徒信奉一批共同的男神女神，但在特定地区也崇拜许多其他的神。

我的家人对我们的宗教信仰一点也不严谨。我们也接受了其他信仰。然而，我们还是保存了许多普遍的宗教传统。我们家里有众神的画像；我们只要有机会就去寺庙，但不是凭着难以控制的冲动。

小时候，宗教与积极的感受有关。在家里进行印度教礼拜仪式"普亚"时，我们会邀请许多朋友与邻里。普亚仪式的目的是召唤神灵，向他们祈祷，为我们带来好运。这些都是节庆的日子，早上需要禁食直到宗教活动结束，然后吃上特别烹制的美味午餐和令人垂涎的甜点。在普亚仪式之前的日子里积累起了兴奋和期待。它既是一种宗教功能，也是一种社会功能。

我小时候对宗教毋庸置疑地信仰，让我产生了一种神奇的感觉：世界是有序的，只要你做了对的事，比如努力工作、崇拜那些神明，就会在学业和人生中取得成功。当然，我知道只崇拜神明而不学习是没用的，但不崇拜只学习也不合适。

我在浦那城里上学，然后上大学、上医学院，那时它还不像孟买是个国际化的城市。我只认识少数信奉其他宗教的人，他们也参加规模较大的年度宗教活动，这些活动是整个社会的一部分。

例如，每年都会举行一次甘奈施①节，这是一场为期10天的活动，城里每个人都会参加。甘奈施是印度教的神，但穆斯林和基督徒也会参加这个节日的庆典。对我来说，我的信仰和它所依据的古代经典文本就是普遍真理。后来，在搬到孟买接受精神病学训练时，我发现其他人有着不同的宗教信仰，但即便我接受了别人的宗教信仰，他们也对我的人生哲学没有任何怀疑。

但在我和妻子移民到美国，我开始参加精神病住院医师培训后，情况开始发生变化。最初几个月里，我们主要与印度同胞交流。与其他拥有类似信仰的人在一起时，我们就会有一种舒适感，即便我们仍

---

① 又译"迦内什"，印度教中一位象头人身的神。

然经历了生活在距离祖国数千英里，而且差异很大的地方，所带来的文化冲击。

渐渐地，我开始意识到，大多数美国人的宗教信仰与我自己不同，甚至彼此之间都有明显的不同。他们的历史、他们对世界的理解，与我小时候学到的也截然不同。我第一次发现，我的许多美国的新朋友和同事，和我们在浦那与孟买认识的人一样友善、乐于助人，却认为我的信仰很奇特，甚至有些奇怪。他们不明白为什么会有很多个男神女神，或者为什么好几亿人会崇拜一个长着象头的神，名叫甘奈施。

我花了一段时间，才做到不把这种评论和态度当回事。我逐渐了解到，一些来自不同宗教的人，认为其他宗教的信仰体系令人诧异又好笑。

我还学到了一些东西：每种宗教都有其中的极端主义者，但世界上大多数宗教的大多数信徒，都对他人抱有共情和同情，即便他们虔诚地信奉着自己的经典文本和传统。一个人可以相信自己的宗教系统（或者根本不相信宗教），同时也接受他人拥有自己信仰的权利。

就在那时，我开始更多地思考灵性的本质，而不再那么顾虑宗教信仰。虽然每一种特定的宗教和文化信仰都截然不同，但我越来越意识到，存在一种在无言中共享的共同价值体系。大多数人相信比自己更大的东西：普遍或宇宙性的实体。对其中多数人来说，这个实体是一位神（或女神），他们之间会产生强烈的个人或情感联系。还有少数人，他们的信仰体系更具有智性，他们能够意识到人类仅仅是宇宙中的一粒尘埃。

无论智人在宇宙中是否是个独特的物种，我们都得接受这个事实：地球只是一个中等大小星系中，一个小小的行星，身处于无数向各个方向无限延伸的星系之中。正是这种情感和（或）智慧层面上的理解带来了谦逊，并强化了我们超越自私的需求，来帮助他人的愿望。对我来说，这就是灵性。

在我思考灵性（其中包括宗教，但不限于宗教信仰）的意义与价值的岁月中，我思索着它近乎普遍存在的原因。为什么大多数人都具有灵性？它有进化层面上的价值吗？它对我们物种的生存有用吗？如果是这样的话，它是否具有生物学基础？这些都与我所提出的有关智慧的问题一样。因此，将它们结合起来是很自然的：灵性是智慧的组成部分之一吗？

我和许多其他的人（但并不是每个人）都相信，答案是肯定的。

宗教"对"灵性

人们经常认为这两个词好像是可以换着用的。当然，给出太多定义可能会混淆问题。我喜欢我的朋友丹·布雷泽用到的定义。他是杜克大学衰老与心理健康领域的杰出专家。他将宗教定义为"一个由信仰、实践、仪式和符号构成的组织系统，目的是促进对神圣或超验事物的靠近"。灵性，从另一方面来讲，则是一种包含宗教的东西，但它的定义更为扩展，把对生命、意义，以及与神圣或超验者的关系等终极问题的答案的理解也包括了进来。

我还相信，在没有宗教信仰的情况下，灵性也是可以存在的。

如今，世上存在着十几种主要宗教，其下有几十种、数百种甚至数千种亚流派、教派与宗派。它们的总数就是个有争议的问题，更不用说对人类历史上出现又消失的宗教数目进行估计。我们就姑且说这个数字很大。

作为组织社会和世界的方式之一的宗教概念，已经被大量剖析和讨论，从埃米尔·涂尔干和米尔恰·伊利亚德将宗教描述为把人类经验分为神圣的部分和世俗的部分，到西格蒙德·弗洛伊德和卡尔·马克思，分别认为宗教仅仅是一种集体神经症，或者"人民的鸦片"。

我不会在此对这些观念进行辩论。只要不伤及他人，人人都有权拥有自己的信仰和宗教习俗。从本质上讲，宗教最普遍的形式，似乎目的都是通过宣导一种保护性的创造者或神性存在，又通过帮助人来理解危机，以及使问题一般化——就像我们共同的体验一样，来赋予生命意义。

宗教是大多数人都熟悉的东西，通常也是成长经历的一部分。去教堂、犹太会堂、清真寺、寺庙或类似的场所，能够带来可测量的、有文献记载的益处。例如，与会者能享受到定期跟相似的人进行社交的机会，而这是人类的基本需求。对于解决生活中的许多困境和难题（即便不是全部困难），他们能在这里听到并学到解释、故事与建议，而这可以为应对逆境提供情感支持和力量，或者单纯提升人的乐观性和适应力。

经常去教堂，需要自律性与适当的社会行为，这也为以后的生活创造了有用、有益的习惯。它提供了一个进行自我反思与冥想的机会。最后，但同样重要的是，教堂、清真寺或寺庙通常也是个健康的休闲场所：不会有人在圣所中抽烟喝酒。

在神圣之处，人们可以蓬勃生长。

什么是蓬勃生长？从广义上讲，蓬勃生长的意思就是以健康或充满活力的方式成长、发展。对于苗壮的植物来说，这个描述不错。但对人来说，蓬勃生长有更多、更深刻的微妙含义。蓬勃生长，是人们体验积极情绪、积极心理社会功能的状态。

2017 年，哈佛大学陈曾熙公共卫生学院流行病学教授泰勒·范德维尔发表了一篇论文（题目很恰当，叫"论促进人类蓬勃生长"），对这个观点进行了扩充与完善。他在《美国国家科学院院刊》中写道，蓬勃生长应该包含在人类生活五大领域获得的良好状态：幸福与生活满意度、身心健康、意义与目标、人格与美德，以及密切的社会关系。

范德维尔写道，这些领域每个都符合这一标准，即都是人们普通想要的结果。每个领域也都是我们所渴望的。但其他东西人类也需要：有了财富和物质资源的稳定，才能维持长期蓬勃生长。饿着肚子就很难快乐，找不到工作也就很难找到意义。

范德维尔回顾了科学文献（包括跟踪研究、实验和准实验研究），来确定人类能够蓬勃生长的主要决定因素。他找到了四条共同的道路：家庭、工作、教育和宗教团体。让我们看看最后一个。

2012 年，皮尤研究中心估计，全世界约 84% 的人具有某种宗教信仰。在美国国内，根据 3 年后的盖洛普民意调查，89% 的美国人表示他们相信上帝或某种宇宙圣灵，78% 的人认为宗教是生活中非常重要或比较重要的部分，79% 的人认同特定的宗教团体，36% 的人表示在前一周之内参加过宗教仪式。

有相当好的证据表明，参与宗教社群，与蓬勃生长的各个领域都有着垂直的联系。许多研究发现，参加宗教服务与健康状况更加相关。虽然这些文献中很多在研究方法上比较薄弱，但也有些精心设计的跟踪研究表明，定期参加宗教服务与很多积极的结果有关，包括寿命更长、抑郁症发病率降低 30%、自杀率降低 5 倍、癌症生存期延长等。

重要的是，这些证据强调，参加宗教服务的行为对健康有着很强的预测作用。宗教实践的公共形式似乎带来了更好的健康结果。

宗教通常等同于美德。神明眼中的义行等同于德行。同样，这里的科学有点模糊，很大程度上依赖有局限性的横断面研究。但即便如此，还是有一些随机启动实验（这些实验中，对一种内隐或无意识记忆的刺激，会影响人对另一种刺激的反应），表明宗教提示对亲社会行为至少存在一些短期影响。换句话说，在教堂、寺庙或清真寺中无意识学到的一些教训，似乎能以有益的方式，对后来的行为带来影响或指引。

有证据表明，参加宗教服务的人随后会更加慷慨、更注重公民参与，鼓励祈祷则可以增加宽恕、感激和信任。最后，参加宗教服务也能改善人与人之间的关系，增加结交新朋友的可能性，建立社会支持网络，以及帮助人们结婚和保持婚姻。

当然，有组织的宗教经常遭到诽谤。人们普遍认为宗教杀死的人比战争更多。这不完全正确。虽然从古至今的许多冲突都是由神学点燃的，但更多冲突是单纯由对权力或资源的争夺引发的，这一点得到了应有的注意。人类会以信仰体系的名义伤害乃至杀害同胞。

许多人认为自己具有灵性，但不对宗教虔诚。说你具有灵性，是强调你的身心灵都很健全，而不是宣称支持一个有组织的宗教或思想彼此接近的团体，这种对团体的支持似乎是有问题的。

测量宗教性和灵性

有许多量表能用来测量宗教性和灵性的程度。比如说，2010 年，瑞士和美国研究人员在临床研究中对精神测量进行了系统评价，确定了 35 种不同的工具，用于评估一般的灵性程度、灵性幸福感、属灵应对和灵性需求。然而，他们中的许多人将宗教性和灵性等同了起来。

对灵性进行测量的科学工作常取决于自我报告。也就是说，研究参与者被要求通过对特定的陈述表示同意或不同意，来描述自我。我和我的同事在 2011 年的一项研究中使用了自我报告，来测量"老年女性灵性的相关因素"。我们从较大规模的量表中构建了一组五项指标的测试。测试中，首先是两个问题，询问参与者多久去一次教堂、犹太会堂或其他礼拜场所，以及多久进行一次私人的灵性活动。这些问题之后是三项陈述。

在我的生命中，我经历了神的存在。

我的灵性信仰是我整个生活方式的基础。

我把我的灵性信仰带到生活中所有其他事务中去。

自我报告有些明显的局限性。人们在描述自己时，会带有一种固有的偏见。他们可能会对自己太宽松，避免真正符合现实的评估，或者以他们觉得别人喜欢或认可的方式做出回答。另外，他们可能没有完全理解这些陈述，或者可能理解的方式与其他人不同。

虽然从某种程度上，可以根据具体的外部措施（如来到教堂或其他礼拜场所）来推测宗教信仰的程度，但目前，还没有经过验证的客观宗教信仰或灵性指标。如果操作方法得当，并结合仔细构思和严格审查，自我报告确实提供了对人类心理的一瞥。这种做法能够就个人宗教或灵性水平，提供粗略的概念。

大自然与灵性

如果不提到大自然和自然世界所扮演的角色，任何关于灵性的讨论都是不完整的。我们最初的经验就涉及与环境的联系，无论好坏。

人类总是以各种形式，从自然界中获得灵感：对其他动物、河流、山脉、树木、太阳、月亮、我们周围的一切，以及我们所能感知的一切献上尊重、崇拜、赞美。大自然的美丽可以让我们屏息以待。大自然的规模和复杂性，从病毒到宇宙，都在提醒我们：我们是远比自己更广阔、远超乎我们想象力的事物的一部分。我们是大自然的一部分，但拥有无与伦比的头脑，能够退后一步，更充分地来欣赏它。

智慧中的灵性

佛教、基督教、印度教和犹太教的宗教传统都强调：宗教信仰，或至少灵性信仰，是智者的特征。

正如我在第 2 章中"智慧的神经科学"部分提到的，我与加州大学圣地亚哥分校的同事特雷·米克斯，以及几位外部合作者（莫妮卡·阿德尔特、丹·布雷泽、海伦娜·克雷默和乔治·维兰特）一起，寻找智慧的科学定义。2010 年，我们对全球的智慧研究者进行了一项调查，要求他们定义智慧的特征，并以智力和灵性作为参照。我们从所获得的 53 项概念陈述开始，跟随逐步出现的共性与差异，进行分组和比较。

在 53 项概念特征中，智慧与智力存在 49 个不同点。仅有的重叠包括怀疑论、学习或拥有知识的愿望，以及（不太重要的）参与宗教服务、仪式和成为信仰社群的成员身份。

专家们发现，智慧和灵性之间的共性，比智慧和智力之间的共性更大。在评估中，16 个项目对两者都很重要：利他主义，"以他人为中心"，宽恕他人的意愿，自我完整性，最终死亡时的平静感，谦逊，感恩，自我关怀，正念，尊重自然，非暴力，道德行为，冷静，生命具有目标，生活满意度和总体幸福感。

专家们说，智慧和灵性的另一个共同特征是：两者都是人的基本特质。它们不是有或没有的关系，而是在某种程度上，会出现在任何被认为具有智慧或灵性的人身上。

同时，智慧和灵性不会被看成同义词。例如，专家们表示，丰富的生活知识、现实主义、价值相对主义、从经验中学习，以及接受生活中的不确定性，更像是智慧的特征，而不是灵性的特质。韧性和成功的应对策略，也被认为是智慧的组成部分，而不是灵性或智力的组成部分。相反，对更高力量的感知、与更广阔天地的联系，以及不依附于物质世界，则是灵性的特征，而不是智慧的特征。

灵性中的生与死

犹太拉比沙龙·布鲁斯被誉为美国最有影响力的宗教领袖之一，特别是因为她联合他人创立了伊卡尔（IKAR）。这是一个总部位于洛杉矶的后宗派集会，覆盖了自古以来发展起来的所有不同犹太教团体。布鲁斯仍然是它的拉比。

伊卡尔成立于 2004 年，当时世界似乎异常地充斥着暴力，从伊拉克和阿富汗战争，到全球恐怖袭击。布鲁斯当时刚成为母亲，十分恐惧。"我记得当时在想，'天哪，我们把这个孩子带进了怎样的世界？'"她在 2016 年的 TED 演讲中回忆道。

宗教（再次）成为民族、文化和意识形态的主要战场。宗教极端主义有很多种形式，但都是血腥和报复性的。有组织的宗教所提供的承诺和利益——一种彼此相连、令人满意的生活状态正在消失，至少在布鲁斯看来是这样。

因此，布鲁斯与其他人一起，通过建立伊卡尔（意为"问题的核心"）来恢复与重塑她的宗教。她说，假如所有的神圣传统都包含了将暴力与极端主义合理化的素材，那么它们也包含了将同情、共生和善良合理化的素材。

伊卡尔的基础——以及其他人和其他教派类似的努力——都来自如下四项具体承诺。

警醒。这个理念指出，我们需要意识到周围正在发生的事情，并在适当和必要时采取行动。这很难做到。人更容易变得精神麻木，使自己远离外部的痛苦和不适，并说服自己：我们无能为力。当然，如果我们什么都不做，就什么都做不了。

盼望。盼望既不是幼稚，也不是"鸦片"。布鲁斯说，这是对"悲观政治和绝望文化"的蔑视。她回忆起 2016 年夏天在芝加哥南部，一次参加非裔美国人教堂仪式的情景。在短短半年的时间内，该市已有 3000 多人遭到枪杀。布鲁斯记得她听了布道，然后是诗班献诗，歌唱的主题是爱与需要。"那一刻，我意识到这就是宗教的意义所在。它应该给人们带来一种目标感，一种盼望，一种他们自身与他们的梦想在这个世界上至关重要的感受，而世界告诉他们，他们根本不重要。"

力量。虽有存在人数优势，但个人并非没有力量。每个人都可以爱、宽恕、抗争，成为对话的一部分，突破原有的尺度——即便只是一点点。

世人相通。布鲁斯讲了一个故事：2012 年，一名男子在阿拉斯加偏远的海滩上行走时，发现一个足球被冲上岸。上面写着一些日语文字。这个男子在社交媒体上发布了这个球的照片，然后，一名日本青少年联系到了他。一年前，这个青少年在一场惨烈的海啸中失去了一切。这场海啸袭击了他的国家，造成近两万人死亡。这位阿拉斯加男子随后亲自将球还给了他，并把另一个同样被冲上岸的、写了字的排球还给了另一名日本青少年。世界并没有那么大，我们的距离也没有想象中那么遥远。

在我的作品中，我书写过一些濒临死亡的人，问他们对生命和智慧的本质有什么理解。他们的视角很独特，但显然我们最终都会亲身体验到。

许多人在宗教中、在熟悉的仪式与仪轨中寻求安慰，这些仪式仪轨有助于击退围绕死亡的无数恐惧，支撑对更广阔、更出色的超越生命的信仰。其中一个人告诉我："我与上帝建立了关系，若我需要什么，我就会问祂。"

其他人则以没这么正式的方式寻求力量和安慰，可能可以说更具灵性，而非宗教性。他们在日落中找到了新的快乐，醒来又是新的一天。他们在内心找到了力量和慰藉。

另一个人说："智慧是我们出生时就具有的内在声音，但大多数人似乎都在寻求外部的力量、人、地、事物，来让自己更快乐。但对我来说，智慧本身来自我们内心。我们只需要放慢速度，用足够长的时间找到它。"

灵性的身体：保健效果

许多研究发现，将宗教用作应对生活挑战的积极工具，与积极的健康效果之间存在相关性。灵性是更佳身心健康水平的预测指标，反之亦然。低精神幸福感和宗教挣扎，则与更重的抑郁、绝望、自杀念头及更高的死亡率有关。

但对于许多执业医师来说，宗教和灵性信仰属于敏感话题。他们可能对患者的宗教、灵性或内心生活知之甚少，乃至一无所知。他们可能并不认为这是他们的事，但更充分的理解或更深入的见解，可能有利于治疗和预后。

我的同事道格拉斯·齐多尼斯（Douglas Ziedonis）是加州大学圣地亚哥分校分管健康科学的副校长。他建议提出三个基本问题：能帮助你度过困难时期的是什么？当你需要支持时，你会求助于谁？这种经历对你有什么意义？

大多数关于灵性和健康的研究都集中在特殊人群上，例如，疾病患者，或最近经历过个人损失的人。将灵性有意义地融入幸福和健康变老的模型中，要更困难一些。

而这就是我们在 2011 年对老年女性的研究中所做的事情。我们想看看灵性与自我报告的"成功老去"这个可量化领域有什么样的关系，包括与健康相关的生活质量及抑郁程度。

我们调查了 1942 名住在圣地亚哥县的 60—91 岁的女性，她们是美国国立卫生研究院支持的最大规模的全国女性研究的一部分，该研究叫作"女性健康行动"。我们询问了宗教出席率和精神信仰，然后将这些答案与女性认为自己衰老程度的自我评估进行了比较。

略高于 40% 的人表示，她们每周参加一次以上的宗教仪式。56% 的人表示，她们将自己的灵性信仰带入了生活中的所有其他事务中。

55% 的人表示强烈同意这样的说法："在我的生命中，我经历了神圣的存在。"

我们的研究结果支持了我们的假设，即灵性与成功的认知和情绪衰老有关。灵性更强，与韧性更高、乐观性水平更高相关。更高的灵性或宗教信仰水平，也与从医学疾病中恢复得更快有关。

一个特别令人惊讶的发现是，灵性与教育程度较低，收入较低，以及进入婚姻或固定伴侣关系的可能性更低有关。原因尚不清楚，但一种可能的解释是，增强灵性为协调负面生活事件、对抗不可避免的不确定性提供了一种应对策略，特别是对于社会经济状况不佳的人。

可能的神经生物学根源

有些科学家认为，宗教和灵性信仰具有神经生物学基础。医学文献中充斥着类似于已故英国神经病学家、医学桂冠才子奥利弗·萨克斯所称的"改变生命的宗教经历"的详细记录，这种充满威压的激烈时刻往往伴随着超自然幸福感和罕见狂喜。他认为这些是暂时性大脑功能障碍的产物。

1970 年，英国的基础精神病学家肯尼斯·德伍斯特和心理学家A.W. 比尔德分别发表了一系列广受关注的案例研究，描述了癫痫发作后突然发生的宗教转变。

在其中一个案例里，他们讲述了一位公交车售票员在收取车费时，意外地被狂喜淹没的故事。他们在《神经病学、神经外科学和精神病学杂志》上写道："他突然感到无比幸福。他觉得自己身在天堂。他准确地收取着车费，同时告诉乘客他在天堂有多愉悦。"

"在这种兴奋的状态下，他听到了神和天使的声音，并持续了2天。

之后，他能够回忆起这些经历，并继续相信这些经历是有效的。"

3年后，售票员连续3天出现了3次癫痫发作。他再次体验到狂喜的感觉，但这次，他说他的头脑"清醒了"。现在，他不再相信天堂和地狱，也不再相信来世或任何神明。

萨克斯认为，幻觉之所以看起来如同真实，是因为它们调用了与实际正常感知相同的大脑系统，比如听到声音的听觉通路，或看到面部的梭状回面孔区。

有一个科学领域，叫作神经神学或灵性神经科学，目的是了解人脑与宗教之间的关系。安德鲁·纽伯格和其他人发表了对宗教和非宗教人士，包括修女、僧侣、会说神言者、无神论者等人的脑部扫描，来看看信徒和非信徒的脑是否存在事实上的差异。他们确实发现了一些差别。

例如，多年练习冥想或经常祈祷的人，大脑在额叶（与注意力和奖励相关的区域）有着更大的组织质量，并表现出升高的活性。

在另一项实验中，研究人员发现，当虔诚的人向上帝祈祷时，会激活他们与隔壁邻居交谈时的相同脑区。"换句话说，"纽伯格在2012年向《科学美国人》解释道，"在有宗教信仰人士的大脑中，上帝与任何物体或人一样真实。"

研究还表明，脑化学也起着一定的作用。一项研究发现，信徒比怀疑论者更可能在什么都没有的杂乱屏幕上看到单词和面孔，而相反，怀疑论者也更可能看不见实际存在于同一个杂乱屏幕上的单词和面孔。

当怀疑论者服用左旋多巴（一种促进多巴胺能系统活动的激素，与注意力和动机相关）时，他们就变得和信徒一样，容易将混乱的图案解释为文字和面孔。

同样，参加7天的宗教静修后，人们的脑化学规律会有所不同。静修结束后，扫描显示多巴胺和5-羟色胺转运蛋白结合减少，这意味着脑内有更多这些神经递质可用。两者都与积极情绪和灵性感受有关。

致幻剂，如 LSD 和佩奥特碱，会影响大脑的 5- 羟色胺系统。这些迷幻药的作用是暂时消除个人与周围世界之间的心智分离。用户报告说他们的自我意识减弱，乃至完全消失，导致意识和与周围环境的联系在短时间内扩大。

当然，我们还远远不了解宗教性和灵性背后确切的神经生物学。值得注意的是，前面讨论过的、与智慧的神经生物学有关的一些共同脑区和神经递质也出现在这里，主要是前额叶皮质和多巴胺。

然而，与此同时，一些其他的脑内成分似乎也参与了宗教和灵性，比如颞叶和 5- 羟色胺。这并不是说宗教与非宗教人士，或灵性与非灵性人士之间的差别，是他们脑结构差异带来的结果。更有可能的原因是，冥想或祈祷等行为和活动在脑中引发了可测量的生理变化。

增强灵性

第一次世界大战期间，在英国德文郡一名阵亡士兵的追悼会上，一位演讲者宣读了来自前线一位无名牧师的信。信中有一段写道："告诉国内的民兵和士兵，如果他们要应对眼前的状况，就必须在走上前线之前了解上帝。战壕里没有无神论者。人们并不羞于说，尽管他们以前从未祈祷过，但现在全心全意地祈祷。"

这句话（"战壕里没有无神论者"）有它自己的生命力。它的一个版本后来在第二次世界大战期间传遍了一代人，"散兵坑里没有无神论者"。

近年来，各行各业的研究人员都在探索增强灵性能不能直接改善身心健康。研究工作正在进行中，在许多方面和领域，现在仍处于研究的早期。不过，还有很多事需要引起兴趣、获得鼓励。下一章将讨论能够增强灵性和智慧其他组成部分的干预措施。在这里，我只讲几个。

在2011年的一项随机临床试验（此类研究的金标准）中，加拿大和美国学者组成的团队调查了灵性教学计划能否有效治疗重度抑郁症。他们将一群被诊断为轻至中度抑郁症的参与者分为两组：一组先接受为期8周的居家灵性教学计划，另一组则进入等待名单，即直到第9周才进行干预，也将接受灵性教学计划。研究期间不能使用药物、草药或心理治疗。

使用的灵性教学计划本身相当简单，最初是由一位精神病医生开发的，用于工作坊。每周，参与者要听90分钟不同内容的音频CD，然后在指导下进行可视化练习。还有每天15分钟通过录音进行的渐进式放松练习。这些CD包含的课程和故事有着灵性的主题和信息，主题包括超越性、与他人的联系、自然或神明、宽恕、同情。讨论是与宗教派别无关的，因此每个人都能以自己的方式参与进来。

在8周结束时，对研究参与者进行了一项测试，测量他们的抑郁程度，并与研究开始前同一测试的结果进行了比较。差异是显著的：参加过灵性计划的人，抑郁量表平均得分从基线的20.4分，下降到第8周时的11.9分。他们在第16周、第24周时再次接受测试，平均得分继续下降到10.7分和10.4分。

在等待名单对照组中，平均抑郁量表得分从基线时的20.3分略微下降到第8周时的18.0分，但在接受灵性干预治疗后，他们的平均抑郁得分在第16周时降至12.0分，第24周降至10.1分。

灵性治疗的反应率，与药物和心理干预的反应率接近。大多数抗抑郁药物需要2～3周（甚至更久）才能开始发挥作用，其有效性也通常会被不良反应、高昂的成本，以及患者停止服用而部分抵消。心理治疗是一种没有不良反应的选项，但其可用性目前受到成本、时间和可用资源的限制。

文献中有大量其他研究，其中宗教和灵性已通过测试，成为各种疾病治疗的辅助手段。这些疾病包括广泛性焦虑症（GAD），特征是过度、无法控制且通常是非理性的担忧（每年约 2% 的美国成年人会经历广泛性焦虑症），也包括偏头痛、心血管疾病，甚至乳腺癌。

毫不奇怪，灵性治疗的影响各不相同。在广泛性焦虑症的案例研究中，专注于心中宗教形象的同时，引入深呼吸练习等灵性活动，或者使用"上帝不会给我超过我所能负担的"等应对性语句，可以明显降低忧虑症状的严重程度。

至于患有心血管疾病或乳腺癌的参与者，以灵性为主题的实践和干预措施并没有直接改善身体状况，但似乎确实使身体状况变得更能忍受，患者的生活质量也得到改善。

例如，2011 年的一项试点研究，调查了灵性干预对心血管疾病成年人生活质量、抑郁和焦虑的影响。参与者练习不同形式的冥想，促进了自我发现、宽恕和对他人的欣赏，并更能充分了解周围的世界。

一位发生自我改变的患者，后来在一本日记中写道："我在这里生活了 25 年，但很少真正去关注我所处的环境。最近，我一直在观察我们刚搬到这里时种下的枫树。它怎样生长。我看着它在暴雨中弯曲，但身姿仍然高大健壮。我感到自己与这棵树有着特殊的联系，可以从中获得一些内在的力量。"

我们都可以。我们也需要安全感、支持和稳定，特别是在我们自己的内心之中。对许多人而言，灵性和宗教至少是答案的一部分，既提供了一种扎根的感受，又提供了一种更为空灵的感觉，一种温暖的画面，就像金色的阳光落在树冠上。

第三部分
增进实践智慧与社会智慧

Enhancing Practical and
Societal Wisdom

本书的最后一部分是最务实的，也是最具试探性的。我探讨了两种智慧：实践智慧（practical wisdom）和社会智慧（societal wisdom）。智慧应该是实践性的，而不仅仅是理论的。如果人不能在生命和生活中有效使用智慧，那么智慧就没有意义。因此，在第 10 章中，我根据自己和其他人的研究分享了一些小技巧和观察结果，你可以使用这些技巧来让自己加速变得更有智慧。这是一个更大的新兴概念，是积极精神病学的重要组成部分。

然后，我将探索智慧的未来，或者更具体地讲，在改变智慧的获取方式方面，早期技术和治疗方法带来的可能性——从健脑游戏到益智药丸，甚至还有"人工智慧"的概念，以及机器 / 机器人被编程出同情、自我反思、幽默、好奇心、果断等品质的可能性。

最后，虽然我们倾向于从个体的角度来看待智慧，但还有一种东西叫作社会智慧。从基本生物学和概念上讲，智慧具有普遍性，但它的水平和表现形式在不同社会的不同时期，可能会有所不同。现代社会比过去更明智，还是更不明智？两方观点都有论据。虽然全球社会在许多方面取得了巨大进步，但我们当下也面临着自杀、吸毒和孤独感等新的行为时代病。一些文化比其他文化应对得更好。那么，某些社会比其他社会更睿智吗？如果是这样，我们怎么才能知道？更重要的是，我们怎样帮助我们自己的社会变得更加睿智？

第 10 章　快速增智

智者有时会改变主意，但蠢货从不改变主意。能改变主意，是你还有头脑的最佳证据。

——戴斯蒙德·福特，澳大利亚神学家

你想知道你是谁吗？不要问。行动起来！
你的行动将勾画你、定义你。

——维托尔德·戈姆布劳维奇，波兰作家

　　作为一名医生，特别是作为精神病医生，多年以来，我一直觉得包括精神病学在内的医学领域，对疾患、病理、危险因素和对症治疗的关注过于狭隘。传统上，精神病学的定义是专注于研究与治疗精神疾病的医学分支。我发现这种概念定义既有限又有害。医学和精神病学必须扩大范围，把健康的观念（包括心理健康）纳入进来，而不仅仅是关注疾病。

　　当然，医生需要治疗疾病、减轻痛苦，但他们也必须对积极的保护因素，如韧性、乐观性和智慧，以及积极的健康结果，如幸福感，进行研究与宣导。医生不仅要寻求减轻症状，还要预防疾病。当我于

2012 年 5 月成为美国精神医学会主席时，我的主要任务之一，就是将被（错误地）称为"精神病学圣经"的新修订本《精神疾病诊断与统计手册》第五版（DSM-5）进行最终定版，这本手册的第一版出版于1952 年。美国精神医学会成立于 1844 年，是世界上最大的精神病学组织，也是美国历史最悠久的国家医学会。本杰明·拉什，《独立宣言》的签署者之一，也是该学会的奠基人。DSM-5 对列表中所有精神疾病的确诊与诊断标准进行了更新。这是一项长达十年、花费数百万美元的苦差，有来自不同大陆的数百名精神病医生、心理学家及其他各种临床医生和研究人员加入进来。毫不奇怪，也存在一些与之相关的争议。作为美国精神医学会主席，我为自己的角色感到骄傲，因为我确保了DSM-5 在获批和发布的最后阶段取得了成功。然而，就我个人而言，我更想超越这个手册。我让积极精神病学成为我主席任期的主题。

由于马丁·塞利格曼和其他人的开创性工作，积极心理学（positive psychology）甚至在非专业人士中也成了流行词，但我发现精神病学文献和实操中几乎没有涉及韧性、乐观主义和社会支持等因素。2012 年，我用谷歌搜索"积极心理学"，获得了数千条结果，而搜索"积极精神病学"（positive psychiatry）则未能出现正确的结果，也就是一条都没有。我在 2013 年的美国精神医学会主席就任演讲中，强调了如何通过促进积极的心理社会因素来提高患者的福祉和幸福感，并对其进行研究和实践。我把这种做法叫作积极精神病学。我和同事出版了两本书，又写了数篇关于这个话题的论文。近年来，许多国际会议就这一主题举行了多次分会，精神病学这个新的子领域正在蓬勃发展。越来越多的证据表明，积极的心理、社会因素可以显著降低发病率，并延长寿命。与一般人群相比，精神分裂症患者的疾病风险显著更高，寿命平均缩短 15～20 年，但在我自己对精神分裂症患者的研究中，自称幸福的患者往往具有更强的韧性、智慧与社会支持，身体健康状况也更好。

我们在癌症患者和 HIV 感染者 / 艾滋病患者中，也发现了类似的规律。积极精神病学确实是一种积极的医学。智慧这样的特质不仅影响心理健康，还能影响身体健康，甚至寿命。

科学展望干预

智慧具有可塑性。大多数人格特质都只有部分是遗传的，遗传度为 35%～55%。这意味着其余的部分都受到外部力量和我们自己行为的影响。智慧可以随着年龄与个人经历的增加而增长，无论这些经历是好是坏。相反，它也可能受到生理因素与疾病的不利影响，例如脑外伤或额颞叶痴呆。但是，能不能通过积极主动的措施（如行为干预），对智慧做出带有目的性的修改和增强？

我和同事们试图寻找，看看有没有人曾经尝试过直接针对智慧进行科学干预，或者更合理地说，有没有人针对智慧的某个组成部分，如共情、情绪调节或灵性，进行过科学干预。

在找到的数百篇文献中，只有 57 篇被最终认定与我们的调查相关。也就是说，每篇符合要求的论文都描述了一项随机对照试验，这项试验旨在增强智慧的某个组成部分，以英文发表，样本量不低于 40 人。此外，研究还必须使用已公开发表并经过测试的措施，来评估智慧的这个组成部分，并以我们能计算变化幅度的方式来呈现数据。在符合我们严格筛选标准的 57 项研究中，有 29 项关注共情、同情等亲社会行为，13 项研究了情绪调节，15 项侧重于灵性。整个研究样本（总人数为 7096 人）包含了患有精神或身体疾病的人，以及来自一般社区的人。这些研究中，有 47% 做出了中到大效应量（这是用于描述改善程度的技术术语）的显著改善。因此，在增强灵性、情绪调节能力和亲社会行为的干预措施中，近一半对精神或身体疾病患者，以及普通社区居民都是有效的。

当然，这些已发表的研究存在一些局限性。单项试验的样本量通常是小到中样本。关于纳入的研究对象、研究结果和使用的统计方法，这些信息在不同的研究中也不完全一样。最重要的是，其中大多数研究都没有包括对智慧作为一个整体的宽泛测量。

但有一个事实很突出：这些旨在增强亲社会行为、情绪调节能力、灵性的干预措施中，近一半的措施让患有精神或身体疾病的人，也让来自整个社区的人都受益匪浅。通过尝试去强化这些智慧元素，有些人实现了他们的目标。不仅在我们追求个人提升的背景下，也在这个与孤独、自杀和阿片样物质滥用等行为时代病做斗争的社会中，这个事实都是非常重要的。我们将在第 12 章中更详细地讨论所有这些问题。

唯一以智慧本身为关注点的干预措施，是一项试点研究，参与者是 9 名年龄较大的越战退伍军人（61—70 岁）。他们参加了一项针对创伤后应激障碍（PTSD）患者的、在更大团体中实施的咨询计划。这些参与者经历了一系列结构性程序，通过小组讨论、写作等方式，有意识、有目的地回顾自己的生活。人们发现，追忆并将记忆融入新的生活叙事，能够提升士气、自尊和生活满意度，特别是在老年人中。这些老年人可能会越来越感觉到生活失去控制或关联性。在这种情况下，在 PTSD 团体治疗开始前的人生经历回顾，似乎有助于减轻参与者的抑郁症状。对我们来说更重要的是，当参与者被要求对自己的智慧水平做出自我评估时，他们说这个过程让他们变得更睿智了。但这是一项规模非常小的研究，研究的结构决定了很难得出重大结论。然而，在上面说的研究汇总之后，我们小组完成了一项新的临床试验。这项试验显示，通过对美国三个州（加利福尼亚州，内华达和伊利诺伊州）的 5 个退休或老年经济适用房社区进行团体干预，老人们韧性和智慧有所提高，主观压力也有所减轻。试验纳入了 89 名 60 岁以上、居住在这些老年社区独立生活区域的老年人。我们研究了一种为期一个月的新式小组干预的效果，这种干预措施整合了品赏、感恩及参与一些基于价值的活动。它不是由我们的研究人员实施，而是由社区中没有行医资格的常驻工作人员实施，这些工作人员经过了研究人员的培训。研究起初安排了 1 个月没有任何治疗的控制期，然后是 1 个月的干预，再之后是 3 个月的随访，随访期间没有干预。

我们在第 0 个月（基线）、第 1 个月（干预前）、第 2 个月（干预后）、第 5 个月（随访）进行评估，利用经过验证的自我报告收集韧性、感知压力、幸福感和智慧的指数（圣地亚哥智慧量表，或 SD-WISE，前面讲到过）。

干预的治疗依从性和对干预的满意度都很高。与无治疗的控制期相比，智慧和感知压力水平从第 1 个月到第 2 个月表现出了改善，而韧性水平从第 1 个月到第 5 个月都表现出了改善。这个样本的变化幅度（效应的大小）比较小，但这并不奇怪，因为参与者在基线时，就已经具有相对较高的韧性和智慧水平。

这项研究证明了在老年经济适用房社区进行实用干预试验的可行性。干预措施能够对智慧、主观压力和韧性带来显著改善，尽管参与者从一开始就有了相对较高的智慧和韧性水平。未来肯定还会进行更多相关研究，特别是使用智慧和韧性量表所得基线分数较低的人，以及住在有辅助生活设施社区中的人群样本。尽管如此，通过行为干预来提高智慧和韧性的可行性仍旧令人兴奋。

我们的分析强调了这样一种观点：增强智慧的某些部分，并在这样做的过程中全面提升智慧水平，这种做法是十分切实可行的。你能够一块砖一块砖地盖房子，日拱一卒。提升智慧也是如此。

关于智慧干预的文献，就如何在日常生活中提高智慧水平——也就是加速变得睿智，都能告诉我们什么？

实践智慧就是日常生活中的明智决策

如前所述，古希腊人谈到了两种类型的智慧：理论或先验智慧（sophia）和实践智慧（phronesis）。亚里士多德在他的《尼各马可伦理学》中写道，前者是一种"对自然界中最崇高的存在所具有的科学知识，与直觉理性相结合"。

当然，大多数人对实用型的智慧更感兴趣，因为它可以应用在实际生活中，并能帮助人们改善生活。实践智慧与理论智慧不同，理论智慧的定义就蕴含着深刻而重大的反思，而实践智慧需要作出明智的实际决策，而且要能够经常这样做，并逐渐成为后天本能。实践智慧关乎每天做出的大小决定，它也关乎习惯的养成。

我喜欢阅读伦理或建议专栏的部分原因，就是思考如果有人问我同样的问题，我自己建议的回答可能是什么。这是个不错的方法，能够挑战你自己和你的决策能力，而不必实际经历这种不幸的现实生活场景。你可以单独完成，也可以与亲朋好友讨论。读一读信件或专栏，但先不要看答案。你会怎么做？思考解决方案。跟别人聊聊。然后再阅读专家的答案，看看你的答案如何。

另外，请记住，专家的意见未必适合你，因此与专家意见不同也不代表你想错了。重要的是，要了解不同建议给出的解决方案背后的逻辑。积极参与讨论或友好辩论，从而调动你的大脑，能帮你保持敏锐的认知技能。

当然，做出正确的决定可能很难。这不仅仅是因为话题或选择存在困难，或者解决方案不明确。当你长时间专注于一项特定的任务、问题或困难时，你就在锻炼你的执行力"肌肉"，而就像你体内真正的肌肉一样，人的执行力也是有限的。它可能会变得疲劳，阻碍进一步活动。有大量研究能说明这一点。研究表明，参加美国高中学术能力水平考试（SAT）的学生会在一段时间内难以专注进行后续活动。

而能让人精神负担沉重的事情，甚至不必像参加SAT考试那么重大。明尼苏达大学的研究人员发现，在商场里做出更多购物选择的研究参与者，在解决简单代数问题时的表现可能就没那么好，而需要标记自己想选的课来满足学位要求的大学生，更有可能在准备重要考试时拖延时间。他们"疲惫"的大脑不再想要学习，而愿意转向更放松、负担更少的活动。

心理学家将人因为太累而无法思考的时刻称为"决策疲劳"。当你被要求做出非常艰难的决定，或者不得不一个接一个做出许多较小的选择时，就会发生这种情况：吃什么、穿什么衬衫、怎样用最佳方式上班、先回复哪封电子邮件等。决策疲劳指的就是在一段时间内做的决策太多，导致作出优质决策的能力下降。

决策疲劳的结果，可能就是你的大脑开始寻找捷径。克里斯汀·哈蒙德在她的心理中心网站（Psych Central）上的博客《疲惫的女人》中写道：人会更容易再次遵循过去作出了糟糕决定的老路。

在做决定时，你也需要考虑到这一点。你需要注意自己身体、情绪和心理上的感受。我们的身体遵循睡眠与清醒的24小时昼夜节律。我们都有特别警觉的时期，也有正好相反的时刻：我们中有些人在黎明的第一缕光线下就会瞬间醒来，而有些人会快乐地熬夜，世上有早起鸟，也有夜猫子。不要在精力低谷时做出重大决定。

另外，留步当下，后退一步。如果你一直专注于同一项任务、一直在锻炼自我控制能力，或者只是做了很多较小的选择，不要急着马上做一个重大抉择。

蒂姆·法戈是作家，也是美国最大的保险欺诈调查公司之一的联合创始人。他说："聪明是知道正确答案，而智慧是知道什么时候说出来。"或者，在我们讨论的情形下，智慧是知道什么时候决定采取行动。

自我反思

作出明智的决策，需要用到智慧的所有组成部分，程度各不相同，但将采取明智决策变成习惯的第一步，就是对你自己这些组成部分的水平有个现实的理解。智慧需要诚实的自我反思，任何偷懒都无法达到目的。

你需要知道自己在智慧的哪些方面足够强大，哪些方面不够强大。如果你不能认真、诚实地审视自己，不能严肃、不加修饰地评估自己的优缺点，那么你要建设一个更优秀、更睿智的自己，就没有真正的基础。

自我反思有助于促进决策能力的优化。很多偏见能影响我们的选择，我们都容易被它们困扰。我们会盲目得出结论；会只见树木而不见森林；会有"锤子综合征"，也就是说如果你只有一把锤子，那么每个困难看着都像一颗钉子。我们还容易听从权威人士的意见，或者随大流。我们也可能会过度自信。

自我反思是一种思维解毒剂。它让我们以自我和环境当作背景参照来思考决策，无论环境好坏。这并不是说要拥有智慧，就需要每个组成部分都取得最高分。好事也不可过度。过度的自我反思，可能会导致对其他人的关注过少。共情过度或不愿接受不确定性，也可能会使人难以行动，并导致超出行动所需水平的内耗。

与大多数事情一样，智慧的关键也是适度和平衡。一个人不需要，甚至也不会想要在杰斯特-托马斯智慧指数的每个维度上都获得最高分数 5 分。在智慧的其他组成部分存在的前提下，或在特定情况下，得分为 4 分甚至 3 分可能都要更好。

时间不够，经常是人们难以花一点点时间来反思自我与生活的首要原因，但还有其他原因：人们可能不知道该怎么做。他们可能不喜欢这个过程。他们也可能认为这不是消耗时间的好方式，或者更偏好直接行动。

以下是一些能够帮你变得更具反思性的技巧。

- 识别出重要的问题，但不要试图马上回答。
- 找到一个适合你的反思过程。这种方式可能是写下自己的想法，与值得信赖的朋友聊天，或者独自长途漫步。
- 规划时间。可以从每天几分钟开始。最好现在就去做。回到你的问题上来。思考，保持平静，考虑可能性和观点，不要停留在表面现象。你不必喜欢或同意自己的想法，只需要检视它们。

我们都背负着以自我为中心的偏见。没有什么比影响我们自己的东西更能吸引我们的注意力。有一种方法能解决真正繁难的个人问题或两难困境，就是远离自我。用第三人称思考问题，或者用你的名字，而不要用"我"。当家人朋友来找你咨询时，你会自然而然地这么做。把这个方法用在自己身上。把自己的问题当成是别人的问题来思考，然后接受自己的最佳建议。

共情与同情

你可以睿智而不能逗人笑，也可以睿智而没有不同程度的决断力。但如果你缺乏共情和同情能力，那么无论是对他人还是对自己，你都不可能睿智。同情和自我关怀应该保持平衡。

历史学家乔恩·米查姆指出，富兰克林·德拉诺·罗斯福拥有非常强大的自我，但这个自我受到了"自知之明与对他人困境的同情之熏陶，并保存了那种优雅，使他成为少数真正伟大、具有变革性的总统之一"。

罗斯福经常出现在智者名单上。他有能力团结全国，带领国家度过大萧条和世界大战（即便由于脊髓灰质炎和吉兰–巴雷综合征，他成年后大部分时间都被禁锢在轮椅上）。他带动了数百万人，而在这种情况下，他的榜样作用应当十分明显：如果你对别人没有持久的亲和力与欣赏，不论是已知还是未知的人，那么你就会孤独并迷失方向。

传统上，心理社会干预能够试着缓解负面情绪状态，但人们对培养积极情绪状态和特质越来越感兴趣，并认识到这也很重要。若一个内心深处存在着愤怒的患者，不仅这种难受的情绪得到了缓解，而且能被满足感、平静感甚至喜悦感所充满，那么他得到的治疗服务就更优质。

近年来，越来越清楚的是，同情心能够被培养出来。你并非生来就拥有人生中最高水平的同情心。你也可以学习如何拥有更多的同情心以及更多智慧。

2012 年，斯坦福大学的一组研究人员从社区样本中招募了 100 名成年人。这些人被随机分配。参与为期 9 周的同情心培养计划，或者进入等待名单上的对照组。这项研究的目的是弄清楚能不能通过教育，让最一般的普通人变得更有同情心。

在为期 9 周的培训期之前、之后，参与者都完成了自我报告测试，测量他们对他人的同情水平、他们从他人那里得到了多少同情，以及自我关怀的水平。

斯坦福大学的这项研究发现，这种很大程度上依赖于引导冥想课程的同情训练，可以改善参与者同情水平的所有这三个方面：他们对他人产生了更高水平的同情心，他们从别人那里得到了更多的同情，他们也更能够自我关怀。参与者练习正式冥想的次数越多，他们的同情心就越强。

在能促进对自己和他人的同情和共情，而且更受欢迎的方法中，有一种叫"仁慈冥想"（loving kindness meditation，LKM）的冥想形式，最初由佛陀传授。我们在第5章中简单提到过它。它的目的是让心智更开放、更甜美，从而使生活本身也更开放、更甜美。

从本质上讲，仁慈冥想需要寻找一段安静的时间和一个安静的空间，清除你大脑中当下的思想与压力，并用别人给予的温暖、关心与感恩的念头代替它们，这些别人可以是受人敬爱的家庭成员、导师、你几乎不认识的人，也可以是过去的仇敌。通过完全专注于积极的想法，重复诸如"愿你生活轻松、愿你幸福、愿你没有痛苦"之类的祷文，你自己的幸福感就会得到提升与增进。

这么做有效吗？许多人都认为有效。2016年，英国加的夫学院的研究人员进行了一项研究，使用混合的线上方法，进行仁慈冥想随机对照试验。他们在英国和美国招募了809名成年人。其中一半跟随视频指导进行仁慈冥想，完成问卷调查，并使用在线日记和论坛记录感受；另一半作为对照组，参加轻度体育锻炼课程。

参与者每天做10分钟的仁慈冥想，持续20天，并在研究结束时对各种结果进行评估，结果为生活的满意度、抑郁、移情关怀和利他主义。不论是仁慈冥想组，还是参加轻度锻炼课程组，参与者的幸福感都有所提高，但接受仁慈冥想培训的参与者描述了更丰富的个人经历，以及与他人打交道的经历。

一位参与者写道："我觉得自己有改变吗？有一点。不是那种超棒的'有了！'的时刻，但我确实发现，在外出时，我会更多环顾四周，注意到更多事物。当我在街上与他人擦肩而过时，我真的会看看他们，想想他们的生活。如果他们看上去不太舒服，我会无言地祝他们身体健康。或者，当他们看起来很冷时，我会祝他们暖和起来。正因为这样，我现在感觉自己更深地融入了本地社区，并开始意识到我确实属于这里。"

自我关怀与同情他人一样重要。我们都会犯错，也都会时不时地失败。失败通常是比成功更好的老师。但失败时，你需要偶尔给自己个机会休息一下，以便更完善地看待问题，并着眼于更大的回报。自我关怀也是可以习得的。

2014年，在得克萨斯大学奥斯汀分校和德国的研究人员进行的一项研究中，52名女大学生被随机分配到两组，一组采用教授自我关怀技能的干预措施，一组是教授一般时间管理技能的主动干预性对照组。

自我关怀干预措施，包括每周3次的小组课程，学习如何减少对自己的判断、如何优化与他人的联系，以及怎样变得更加专注。课间，参与者有"家庭作业"，试着练习所学的内容。

在研究结束时，各种测量结果表明，自我关怀干预组在自我关怀、正念、乐观和自我效能方面，都比积极对照组出现了显著增强。他们也不太容易产生"负面思维反刍"（这是一种与抑郁症相关的认知过程）。

最近，新西兰科学家研究了在糖尿病患者治疗中的自我关怀。情绪问题在该病患者中很常见，这些情绪问题实际上与血糖控制不佳、并发症增多有关。

因此，在一项随机临床试验中，研究人员将1型或2型糖尿病患者分为两组，一组接受为期8周的正念自我关怀计划（每周一次课程，包括冥想及痛苦时安抚与宽慰自己的方法），另一组为没有接受干预的等待名单上的对照组。所有参与者的自我关怀水平、抑郁症状、糖尿病特异性痛苦，以及疾病的生物指标都得到了测量。

在研究结束时，接受自我关怀训练的参与者，被认为对自己更友善（而不是严厉地自我批评）。他们报告的抑郁和痛苦程度较低，血红蛋白A1c（HbA1c，一种与血液中葡萄糖结合的蛋白质）有统计学意义地下降。血液中HbA1c水平越高，患糖尿病或将来患上糖尿病的可能性就越大。

没有任何领域比医疗保健需要更多的共情和同情——医患双方都需要。当医生能够亲自与他们的患者建立个人联系，感受同情和共情时，每个人都会受益。患者往往有更好的结果，医生会成为更好的治疗师，并感觉快乐更多、倦怠更少。

当然，这并不是一个新想法。长期以来，很多人都在讨论在医学教学和实践中提升共情和同情水平，但总是言辞太多，而行动太少。我很荣幸地说，试图改变这种机制的地方之一，就是我所在的大学。

2019 年，加州大学圣地亚哥分校宣布成立 T. 丹尼·桑福德共情与同情研究所。这个研究所由商人兼慈善家 T. 丹尼·桑福德捐赠一亿美元成立。该研究所的使命有三个方面：第一，使用最新、最具创新性的脑成像技术，来建立同情心的神经学基础；第二，利用这项研究，设计一门以同情为核心的新课，用于培训医学生；第三，利用所学知识，开发新方法，来保护、促进当前医生和医学专业人士的福祉，因为他们正遭受着令人震惊的高倦怠率、抑郁率和自杀率。

接下来的几年间，该研究所的创始研究人员希望在这些领域取得重大的、可测度的进展，但加州大学圣地亚哥分校医学院和其他机构已经在努力做出改变。比如说，加州大学圣地亚哥分校的医学生目前可以参加一门艺术课，课程首先教人绘制活体裸体模型，然后绘制真实的人类骨骼，最后是尸体。这门课强化了患者作为完整的人，具有多层次、多维度，以及很多故事这样的观念。绘画有助于揭示这一点，因为学生们会注意到一些细节，如上次住院期间静脉注射管线留下的淤伤、文身、旧手术瘢痕。他们开始想象这具解剖用尸体可能有哪些人生故事和经历。

在另一门课上，医学院的学生可以亲身体验老年患者对世界的感受。他们戴着护目镜和手套，来减弱视力和触觉，然后被要求阅读药瓶上的处方或拿起药丸。他们在鞋子里放鹅卵石，或在腿上绑夹板，来模拟某些老年人走路和走动时的疼痛和困难。

同样，这背后的想法是让 20 多岁的医学生们了解老年患者的真实情况和他们的生活，帮助他们建立更紧密的联系，因为至少在这一小段时间内，他们能感到老年人的疼痛，并对此感同身受。

体验老年，还有更精细的方式。一套叫作 GERT 的年龄模拟服，看起来有点像拆弹小组所穿的防爆服。一旦所有的部分都穿戴上，佩戴者的视野就会变窄，同时变得更不透明。他们听不到高频声音，也不能自由移动头部，关节变得僵硬，力量降低，协调性更低。GERT 经常用于共情计划，以及为老年人或身体残障者开发更好的服务和工具。它能让人觉得自己比以前老了，但愿能对那些真正在经历这些的人多一点同理心。

同情训练不仅可以改变行为，还可以改变大脑本身。2013 年，发表在《大脑皮质》杂志上的一项研究中，德国和瑞士科学家测量了健康成年人观看别人经过艰苦努力完成任务的视频时，功能性神经发生的反应与主观反应。

脑部扫描显示，一些参与者对这项任务最初的移情反应，表现为前岛叶和前内侧扣带回皮质的负面影响和激活，这是对疼痛产生移情作用的核心神经网络之一。换句话说，大脑中产生移情的部分对感知到的疼痛做出了反应，但只会产生负面情绪，或者更具体地说，对他人的挣扎漠不关心。

经过同情训练后，这些参与者的脑部扫描显示，积极的情感体验增加了。在神经水平上，同情训练似乎在内侧眶额叶皮质、壳核、苍白球和腹侧被盖区引起了更强的活动，而所有这些脑区都曾被发现与积极影响和从属关系有关。换句话说，这就是共情。

提升共情能力的干预措施发挥着双向的作用。例如，在加拿大的一项研究中，当痴呆患者长期养护机构的工作人员与他们的照护对象分享生活故事时，治疗和护理得到了改善，反之亦然。工作人员越来越了解到，他们的患者是人，而不仅仅是症状和问题的集合。患者也将照顾者看作人，有自己的忧虑、梦想等。这给双方都带来了改变。

正念

正念，作为一个古老的东方概念，在现代西方世界正越来越受到关注。正念是一种能力，能够时刻意识到自己的思想、感受、身体感觉和周围环境。它意味着不加判断地给予关注；而不考虑其是否真实，比如说，在特定时刻存在着"正确"或"错误"的思考或感受方式。

我在这里描述正念和它的表现，是因为它是在众多研究，以及许多深入理解与提升智慧的努力中反复出现的元素。

正念源于佛教冥想。"过去已经过去，未来尚未到来。你只活在这一个时刻。"近年来，正念已经进入了世俗思想的主流，这要归功于乔·卡巴金等科学家的工作。乔·卡巴金是马萨诸塞大学医学院的医学名誉教授，也是许多佛教导师和禅学大师的学生。

约40年前，卡巴金创建了基于正念的减压（mindfulness-based stress reduction，MBSR）计划。这个计划结合了正念冥想、身体扫描和简单的瑜伽姿势，目的是为了实现更强的头脑清晰度和洞察力。身体扫描就是仰卧，将注意力轮流集中到身体各个部位。比如说，先把注意力集中在脚趾上，然后在意念中向上移动，穿过身体的其他部分。

MBSR现在以各种形式，为许多医院、卫生组织、疗养院、公司和其他实体所采用。它与减少抑郁、焦虑、改善免疫系统功能等，许多身心健康的益处有关。

许多佛教僧侣花了许多年时间练习与打磨这门正念艺术。对他们的研究发现了脑部的实际生理变化。

2011 年，纽约大学的一项实验中，研究人员将佛教僧侣置于功能性磁共振成像仪下，来跟踪他们冥想时脑部的血流。研究发现，僧侣大脑中参与冥想的部分，比不冥想的人更强健、更活跃。还有证据表明，他们的神经可塑性，也就是大脑进行自我改造以提高表现的能力，获得了提升。前额叶皮质等结构发生了重组，来增加神经元之间和回路之间的联结性，增强冥想能力。这种效果与职业网球运动员经过多年的练习，培养出比一般人更强的手眼协调能力没有什么不同。正如人们所言，熟能生巧，或者至少能离巧的境界更近。

在已知的宇宙中，也许没有比你头骨内的大脑更伟大、更神秘的实体了。它包含 100 亿个神经元和这个数量一万倍的连接结构，仅大脑皮质中就可能存在 125 万亿个突触。

你的大脑是一个充满活力、富有生机、不断变化的实体，它拥有一些独特的能力——理解、治愈和自我改进的能力。正念是其方法之一，它也经常用于许多种以改善智慧为目标的干预措施。

例如，我正在与加州大学圣地亚哥分校医学院精神病学教授、美国退伍军人事务部临床医生兼科学家阿里尔·兰格合作。她和同事研究了患有创伤后应激障碍的退伍军人使用"同情冥想"的情况，并发现有助于心理康复。这个小组目前正在研究"同情冥想"能不能帮其他人解决高龄带来的问题。

亲社会活动

大量研究表明，善行能增进幸福感。比如说，志愿服务是一个人能做的最有意义的亲社会活动之一，它与生活满意度密切相关。奉献出时间的人能够体验到更多社会联系，也会更快乐、寿命更长。

2015年，南加州大学和位于巴尔的摩的约翰斯·霍普金斯大学的研究人员进行了一项影响深远的研究，研究了"经验志工团"。这是一个开展长达数十年的项目，其中老年人与小学配对，帮助孩子们改善学业、社会和行为方面的健康成长。

研究人员发现，在其中，老年人和他们服务的孩子们同样受益。他们经历了更强的传承性，这是对他人，特别是年轻一代的关心和爱护。老年人能分享他们在生活中学到的教训，并能感受到他们过去的人生将对未来产生影响。

这项研究是有史以来第一次利用大规模实验证明，参与代际公民参与计划，可以使老年人对传承性的自我认知带来积极改变。但有大量规模更小的研究证据，也表明能产生有益影响。还记得祖母假说吗？不同世代生活在一起，带来的经历共享具有无可争议的价值，让每一代人都在人生、希望、乐观、宽容、幽默、慷慨及智慧的其他标志性方面给予和接受教导。

这项研究的资深作者、南加州大学的塔拉·格伦沃尔德表示："看到老年人如此积极，愿意参与项目、回报社会，是非常具有肯定意义的。我们的社会中有一群人可以给出很多经验，而不能利用这一资源是令人担忧的。（'经验志工团'这样的项目）真的是一种双赢；在此过程中，我们帮助社区，也帮助了老年人。"

能与他人分担生活压力时，压力就往往显得更小。当你享受高质量的人际关系时，对日常事件的看法就会改变。负面事件也显得不那么糟糕，挑战变得更容易面对和克服，有更多的肩膀来承担你的重负。在一项研究中，参与者需要爬一座山。对于那些被要求独自完成的人，这项任务似乎很艰巨。而对于那些可以和朋友一起爬山的人，这座山似乎就不再那么陡峭。

在一项关于疼痛感知的研究中，爱人的存在降低了对相同刺激导致的身体疼痛的感知。当研究人员观察脑部扫描时，他们发现在经历疼痛时握住别人的手，能减少神经层面的疼痛感受。

人类是社会性动物。我们独自生活不好。

几年前，费城儿童医院的扎克·凯尔姆、詹姆斯·沃默、詹妮弗·沃尔特和克里斯·费特纳发表了一篇关于培养医生共情能力的干预措施的系统性综述。这种能力显然与治疗服务、医患关系和医疗结果更佳相关。在找到的 1415 篇文献中，有 64 项研究符合他们的标准，属于定量评估和改善医生共情能力的研究。

这个主题本身在研究设计和执行方面存在重大挑战，但费特纳的研究指出，在经过高度严格设计的 10 项研究中，有 8 项发现针对性的干预措施——从小组讨论与角色扮演，到个人辅导，确实提升了共情能力。

在我联合编辑的《积极精神病学》（*Positive Psychiatry*）一书中，撰稿人萨曼莎·博德曼是威尔·康奈尔医学院精神病学临床讲师兼助理精神病医生，她与杜克大学医学院精神病学和行为科学教授 P. 穆拉里·多莱斯瓦米一起，描述了一段临床小插曲。

　　劳伦斯是一名 72 岁的退休图书管理员，身体健康，10 年前妻子死于癌症。他的儿女和孙辈分散在全国各地。他有抑郁和轻度焦虑病史。6 个月前，在一次抑郁发作中，他向一位精神病医生介绍了病情：症状包括睡眠不佳、食欲减退、精力不足、对生活缺乏兴趣、被动的自杀念头、情绪低落和专注困难。医生给他开了一种选择性 5- 羟色胺再摄取抑制药。他注意到总体上有了显著的改善，但仍然感觉不到"原来的自己"。劳伦斯的治疗师建议采取以下积极的干预措施：①每天早上步行半小时去买报纸，而不要开车；②加入当地以老年人为主的读书俱乐部；③自愿与高中三四年级学生一起撰写大学入学申请书。

劳伦斯服用药物后病好了很多，但仍有残留症状。而通过参与这些积极的干预，他开始感受到与社区的联系更加紧密，结交了新朋友，也恢复了旧友谊。他还发现和高中生一起做事具有特别的意义和活力。

情绪调节

畅销小说《一辈子做女孩》（*Eat Pray Love*，于 2010 年改编成电影《美食、祈祷和恋爱》）的作者伊丽莎白·吉尔伯特曾指出："你的情绪是你思想的奴隶，你是你情绪的奴隶。"也许这是真的，但情绪并不是固定不变的事实。情绪很灵活。你如何解释情绪，以及你的处境如何赋予它以力量，就是情绪的全部。

我们都有过这样的经历：当另一辆车在前面插队而贴得太近，或者以别的方式，让我们至少感到了愤怒。接下来会发生什么取决于你。路怒——由别人的恼人驾驶行为引发的暴力愤怒行为，并不罕见。美国汽车协会 2016 年的一项调查发现，近 80% 的受访司机承认，在过去一年中，自己至少有一次在驾驶时表现出极度愤怒或攻击性。别的研究则认为，路怒每年造成了数千起事故和一定数量的死亡。

路怒永远不值得，而对这种愤慨的平复则几乎永远值得。这是一种对真正重要的事的思考。

下面是我们在第 6 章中所介绍的，三种与情绪调节有关的主要策略。可以利用这些小窍门来帮自己保持冷静。

- 练习进行认知上的重新评估。有意识地努力重新解释令人痛苦的事件有何含义。也许那个不规范行驶的司机后座上有个生病的孩子，正拼命赶往医院？这就可以理解了。你是不是真的知道对方司机行为的原因并不重要，重要的是你现在有理由安全走出这种受到冒犯的感觉。

- 分散注意力。把你的注意力和思想转移到别的地方。打开收音机，大声唱歌，跟乘客讨论今天宜人的天气。忘掉烦扰你的事，继续前进。

- 对正在发生的事做标记。当你生气，有意识地告诉自己（或许也可以告诉你的乘客）你正在生气，以及为什么。通常，单纯识别出正在经历的情绪，并给它起个名字，就足以控制它。

记住，让我们感到愤怒的事情，在每个人身上也都会发生。心烦意乱不是不正常的。愤怒是人类的基本情绪之一，有时也很有用。诀窍就是意识到愤怒何时发生，并利用它，然后恰当地与愤怒告别。

当然，这些技巧不仅仅适用于对付烦人的司机，也可以用于各种情况。你还可以做很多别的事来改善你的情绪稳定性、幸福感和韧性，从而提高你的智慧程度。

练习乐观

这并不是让你忽视困难的事实、可怕的情况，而是需要你寻找将消极因素转化为积极因素的办法。"当一扇门关闭时，另一扇门就会打开，但我们经常花很长时间，遗憾地看着关闭的门，以至于看不到为我们打开的门。"这句话一般认为是亚历山大·格雷厄姆·贝尔说的。他在成为第一部实用电话的专利持有人，并因此名利双收之前，经历了许多艰难困苦和失败。贝尔的哥哥和弟弟都死于肺结核；他的两个儿子在婴儿期就夭折了。当他试图将新专利出售给西联公司时，这家电报公司觉得电话只是个噱头，从而错失了电话专利。一扇门关上了，但另一扇门会打开。

改写你的故事

当你的个人叙述可能出现失控时，重新构建你的故事，才能更加了解世界和你自己。工作中的挫折可以被重新看成一个警钟，让我们以不同的、更好的方式前进。据《纽约时报》报道，哈佛大学的一项研究发现，"将压力视为一种激励表现的动力的人，在测试中表现得更出色，在生理上也能比那些被教导要忽视压力的人，对压力管理得更妥善。"

不要把事情个人化

当事情出了差错，人们通常会责怪自己，反复思考这件事，并谴责自己本应该用别的方法做得更完善。当下的问题和危机常常让人感觉它们永远不会结束，但它们确实会结束。做错的事也确实时常发生。你要将重点转移到下一步行动和解决方案上去。

记住，你不是第一个

在遇到麻烦时，记起其他人经历过相似甚至更糟糕的事，可能会令人鼓舞。如果你能回忆起过去克服的挑战，你的韧性就会获得更大提升。

寻求支持，给予支持

毫不令人惊讶，有大量经验证据表明，亲友的强大支持网络可以帮助人更好地应对危机。真正令人惊讶的是，支持他人可以增强你自己的韧性。耶鲁大学精神病学教授史蒂文·索思威克告诉《纽约时报》："任何你能伸出援手帮助他人的方式，都能让人从自我沉溺中走出来。这也是增强自身实力的重要途径。只要你所参与的事情对你有意义，它就能推动你度过各种逆境。"

变得更有韧性

韧性的核心能力是自我意识、自我调节、心理敏捷性、性格优势，以及联结性。这些每个都很重要。自我意识使你能识别出可能带来相反效果的想法、情绪、行为和模式。自我调节可以调控那些阻碍你实现目标的冲动、情绪、行为和思维。心智敏捷性意味着灵活的思维、多重的视角，以及尝试新策略的意愿。了解你的性格优势，能帮你利用它们来克服挑战并实现目标。联结性则通过积极有效的沟通，建立牢固的关系。没有人什么都能独自完成。我们都时常需要帮助，也应该提供帮助。

乔治·维兰特和其他人的研究表明，负面经历可以让你更强。的确，极深的压力会导致需要严肃应对的重大问题，如创伤后应激障碍，但压力也会带来创伤后的成长。

我们的一项研究展示了如何提高韧性与智慧，减少感知压力。这项研究的合作方是马瑟研究所，一家总部位于伊利诺伊州的机构，支持对居住在老年生活社区的老人进行研究。我们研究了 89 名 60 岁以上的成年人，他们居住在三个州（亚利桑那州、加利福尼亚州和伊利诺伊州）的 5 个不同的独立老年经济适用房社区。

我们首先进行了一系列评估，包括 SD-WISE 量表。第一个月是控制期（无干预），然后进行一项名为"提升你韧性"（Raise Your Resilience，RYR）的小组干预计划，这项计划教参与者如何应对、减轻抑郁情绪，优化对人际关系和逆境的管理，并从一般意义上处理经常困扰老年人的问题。参与者参加每周一次的小组课程。他们讨论问题与解决方案，并设定了目标。在为期一个月的干预起点和终点，以及之后的 3 个月，再重复进行一轮评估。

参与者在智慧、韧性和感知压力方面出现了显著改善。这证实了智慧和韧性等特质具有潜在的可塑性。

感恩

已故神职人员曼詹姆斯·E.福斯特说：感恩的心是成为伟人的起点。它是谦逊的表现，是信念、勇气、满足、快乐和幸福等美德的基础。如果我们看不清已经拥有的祝福和恩赐，就不会变得更睿智。

提升感恩能力，最常见而有效的方法之一，就是写下我们感激的人、地方或事情。确实，这个方法不是对每个人都适用（稍后再详细介绍），也不是唯一能够更充分地对生活中的美事表达感激的方式，但这是一种相对容易的方法，可以集中注意力，充分意识到生活中的美事，而这通常是能让美事增多的、最好最快的方式。以下是四种方法。

三件好事

每天晚上写下发生在你身上的三件好事。这些好事可大可小，但应该是特定的，因为研究和临床观察都表明，对感恩的一般观察，比如"我有很棒的朋友"，如果过于频繁重复，就会变得陈腐且效果不佳。最好写这样的句子："我和两个最亲密的朋友吃了一顿超赞的晚餐。我们分享了一些想法，并一起大笑。"

这种做法已被证明可以增加幸福感，但需要定期进行。不是必须每天都这样做，或完成什么任务。可以慢慢开始，但要稳定。大多数使用这种方法的临床试验参与者，都逐渐对这种实践变得精熟。多数人发现，由于更努力地发掘可写的东西，他们确实发现了更多好事值得一写。

写一封信

说谢谢可以成为一种奇妙的接纳、宣泄和启示。一种有效且受欢迎的干预措施，就是给你感激但可能从未充分感谢过的人写封信。通常，把信交给对方会更有效，最好是大声朗读，或者如果当面不可能的话，也可以通过电话念出来。

在大多数人的想象中，这种做法都很尴尬，或者至少不太自然，但在研究与实践中，绝大多数参与者都发现这种经历非常积极。事实上，实验数据发现，写一封感谢信可能比大多数简单、积极的干预措施更能产生够大而直接的效果。

给自己写讣告

这听着可能有些令人沮丧，但以传记作家的腔调和视角写一篇一到两页的文章，回顾自己的生活和遗产，可能会有所启发。想想悼词或讣告，但不用思考必将来临的死亡。考虑一下你想要被传扬、被记住的特质、成就和行为。然后，在你写完之后，想想你现在是如何过日子的，你目前的生活在多大程度上符合你文章中描述的优先事项和价值观。一个更简单的方法，是把你所遗留下来的东西浓缩成一句话，刻在你的墓碑上。愿望和现实之间几乎总是存在差距。

对某些人来说，这似乎令人难过，或有制造焦虑之嫌，但还有个更好的视角：你已经对你希望自己如此活过的人生建立了一个叙事。从今天开始，这就是一张需要遵循的路线图。正如本杰明·富兰克林所说："你可以拖延，但时间不会。"

品赏活着的滋味

回想一下我和同事于 2018 年，在临终关怀期患者生命的最后几个月对他们进行访谈之后发表的那篇论文，在第 3 章中初次提到。我们想知道这些患者如何定义智慧，以及绝症是否改变了他们对智慧的理解。

这项研究极为令人动容。处于死亡边缘的男性和女性，往往会消除不必要的、短暂的担忧，以接近根本与持久的真理。疾病和即将到来的死亡改变了他们的观点，在试图接受自己的处境，但仍寻求"受激励的成长"时，患者发现并提纯了智慧。

其中有一种方法简单明了：他们学会了品赏先前可能不会被注意到的瞬间和小事。

研究中的一位临终关怀患者说："不幸的是，我的身体跟不上我的思想。我能做和想做的事受到限制，但同时，必须做出调整。我说的是，我曾经是个狂热的网球爱好者，远足也是我生活的一部分。如今我不得不说，'好吧，那都已经过去了。'我很幸运还有女儿和妻子能带我出去玩，带我去看夕阳下的海鸥。"

细细品味这一刻、一景、一声或一段感悟并不难。在临床干预中，这是患者能以相对轻松的方式开始进行的措施之一，尽管大多数人发现，当受到要求定期这么做，可能是每天几次，每次2～3分钟，他们就并不像自己想象的那么精于此道。没有人说过智慧不需要付出一点努力。

诗人黑兹尔·李写道："我手里握着一个瞬间，它像星星一样灿烂，像花一样脆弱，只有一小时闪光的一小片。我不小心把它弄掉了，啊！那时我不知道，我曾抓住过机会。"

品赏习以为常的事物尤其具有挑战性，比如每日淋浴，或每天吃同样的早餐。这种情况下，就得改变现状。泡个澡。偶尔用燕麦粥来代替水波蛋。品味这种新鲜感。

记录自己感激之情，是否总有益处？不是。还需要坚持和思考。你至少偶尔需要回过头来看看你写的东西，来令它保持有趣、有意义。每天对朋友和日落充满感恩的日记很快就会变得无聊、琐碎、生硬，成为陈词滥调。你的回味应该对你自己有意义。经常改一改你写的内容，不仅包括你所感谢的东西，还有让你骄傲、快乐或感到被冒犯的东西。若你看到别人的行为，也可以写下来，并谈谈你为什么赞成或反对。这些反思的时刻可能会让你惊讶于它们带来的启迪。

对新体验的开放性

好奇心不会致命，却很令人尽兴。这里有五种方法，可以让你变得更富有好奇心。

1. 找到让你着迷的东西。拉大网，捞小鱼。总有某些事会让你欲罢不能。

2. 做你不知道该怎么做的事。

3. 提问。没有愚蠢的问题。

4. 向真人提问，而不仅仅上网搜索。

5. 不要让无聊支配你的生活。总有一些事情你可以做，或者可以学。

长期以来，一些学术心理学家一直认为，创造力——追求原始思维和想法——和智慧并不能融洽地结合在一起。已故心理学家哈维·雷曼在他 1953 年出版的《时代与成就》一书中提出，"老年人通常拥有高超的智慧与学识"，但代价是智力僵化，无法以不同或全新的眼光来看待事物。

1990 年，加州大学戴维斯分校杰出心理学教授迪安·西蒙顿写道，从年龄角度来看，创造力和智慧通常被视为相对的两面。前者被视为年轻人的特权，而后者被视为老年人的特权。

罗伯特·斯腾伯格数十年来对衰老和智力的大量研究深刻影响了心理学领域。但即使是对他来说，智慧和创造力也需要不同的思维方式："创造性思维通常是莽撞的，而智慧思维是平衡的。"

这种观点也许在某些方面是正确的，但我认为并非绝对正确。智慧可以是创造力的源泉。概念创造力这种独特的创造力产生于个人情感、经验和洞察力，可能其最好的实践期是生命早期——当人看不到鲁莽的陷阱，并且有时间恢复时。阿尔伯特·爱因斯坦、巴勃罗·毕加索、奥森·威尔斯和鲍勃·迪伦都是年轻的概念创意天才的典型代表。

但还有另一种创造力——实验创造力，需要经历时间、经验教训和智慧才能实现。查尔斯·达尔文、保罗·塞尚、阿尔弗雷德·希区柯克和弗兰克·盖里都是大器晚成的创造力大师。他们中每个人都只在生命的后半段取得了伟大的成就。

著名的法裔美国雕塑家路易丝·布尔乔亚（1911—2010 年）在 80 多岁、90 多岁时创作了她最伟大的作品。84 岁那年，一位采访者问她是否总是有动力做出不同的事情。

她回答说："不，不是不同。是更好！"

采访者问道："这怎么可能？"

"你能越变越好，"布尔乔亚说，"这是……老年人的智慧。"

创造力来自灵感，但灵感随处可见。我们只受到想象力、欲望和需求的限制。目标不一定是要写出下一部伟大的美国小说，也不一定是画出博物馆级的杰作，而是寻找新的方式来表达自己，并在这种表达中发现新事物。参与艺术——从舞蹈到戏剧，再到表达性写作，或者只是坐下来与朋友进行生动的思想交流，都可以减少衰老的有害影响，增加我们的自我知觉和幸福感。

为独处留出时间

要为自己留出点时间来。独处的时间并不是孤独或断绝关系的标志，而是了解你真实想法所需的时间。美国人（及世界其他地区越来越多的人）花费了太多时间关注外部的干扰，如手机和推特消息推送，而不是倾听自己内心的独白。研究型软件公司德思考特在 2017 年进行的一项调查估计，美国人平均每天触摸智能手机的次数为 2617 次，而重度使用者每天要触摸 5400 次以上。根据一些分析，这就相当于每天盯着你的手机看约 3 小时。

你的时间与大脑还有更有益的事情要做。

灵性

灵性和宗教信仰是不同的东西，前者可以在没有后者的情况下存在。迪帕克·乔普拉将宗教描述为"对他人经历的相信"，而灵性是"拥有自己的经历"。

宗教显然是个人性的，涉及一个人和他 / 她相信的神明。一般的主题可能可以与其他人共享，但信念归根结底是每个相信者自己的事。灵性则更加个性化。每个人都不一样。

因此，通往更高灵性与更大智慧的道路，是需要你自己来创造的独特路径。没有人能确切告诉你如何抵达。你必须找到自己的路，但科学提供了一些可能有帮助的方法。

在 2019 年的调查中，我们找到了 15 项与灵性干预相关的研究，其中许多涉及患有身体疾病的成年人，通常是癌症等严重或晚期疾病。在大约一半的研究中，这些干预措施产生了显著的结果，例如，向参加药物成瘾康复计划的人传授正念练习和佛教冥想练习，目标是减少艾滋病病毒感染的行为。

在另一项为期 8 周的正念减压干预研究中，211 名癌症患者参加了每周一次的咨询、瑜伽、冥想和小组讨论。参与者也在家里进行练习。与等待名单上的人相比，受试者报告说，他们的正念程度和灵性水平有所提升，特别是在更关注他们内在与外在的日常生活经历方面有所提升。

但你不需要找到一项研究才能开始关注灵性。

如果你是宗教人士，就定期去教堂、犹太会堂、寺庙或清真寺。或者，可以访问与你自己信仰不同的宗教场所或圣所，向新的人、想法与经历打开你的眼睛和心灵。

如果你不信教，可以去任何你经常花时间与类似的人进行深入思想交流的地方。这种实践可能是灵性上的，也可能不是灵性上的，但它应该包含共同进行反思的机会。这个地方可以是读书俱乐部、瑜伽课、大学进修课，也可以是众多头脑欢聚一堂的茶话会。当我们与他人一起展望未来时，就能经常发现自己的内在优势。

其他心理干预

人人都有保质期。每个人、每具身体最后都会磨损殆尽。认知障碍是衰老过程中不可避免的一部分，尤其是在 65 岁以后，但这个过程是可以改变的。你有一些掌控能力。要像锻炼身体一样，锻炼大脑。没有单个的最佳方法能做到这一点。填字游戏是不错，但如果你这么做只是为了保持头脑犀利，那么最可能的原因是你已经非常擅长填字游戏了。

使用全脑

结识新朋友。和朋友一起吃晚饭、谈话、讲笑话、回到学校。学习怎样电脑编程、怎样用钩针编织床罩。学习禅宗或摩托车维修艺术。

建立你的词汇量

优秀的葡萄酒评论家知道很多同义词。他们有无数种方式，有时也会用极具创意的方式，来描述正在接受品鉴的年份酒。这就是为什么口感丰富而酸性较低的葡萄酒是"黄油般的（buttery）"，酸度较高的葡萄酒是"明亮的（bright）"，而完全没有酸度的葡萄酒是"松弛的（flabby）"。这些固定用语有时看着很愚蠢，但它们有着独特、有用的用途，让评论家能够把一种读者当下只能想象的饮料描述得更具吸引力。

大量而复杂的词汇对生活的各个方面都有益。你能为一种状况、问题、人或事物找到正确的词，就可以极大地改善背景与视角。当有人形容另一个人是"愚蠢"或"奇怪"时，就很容易带来解雇和逃避。是什么让他们变得愚蠢或奇怪？愚蠢到底意味着什么？究竟怎么愚蠢了？用能更准确描述你思维特征的词来回答这些问题，可能就会带来启发。这个人可能一点也不愚蠢，只是在某个特定方面与众不同。一旦你意识到这一点，就可能会发现你们之间的许多共同基础，或者至少发现一些共性。

阅读文学作品

利物浦大学的研究人员发现，阅读莎士比亚或华兹华斯等伟大作家的作品，能对大脑产生特别有益的影响，触发大脑的自我反思回路。这是水准平庸的作品所不具备的。

看电影

质量越高的电影越好。我喜欢看经典电影，如《西区故事》《月色撩人》或《窈窕奶爸》。它们之所以经典，是有原因的。这些电影可能看起来很简单，只是转瞬即逝的乐趣，但也是了解与你截然不同的人的心灵、思想和生活的窗口。你甚至不需要离开椅子就可以拥有这些经历。洞察力带来理解，理解伴随着同情。当然，并非每部电影都能做到这样，但每件事都可能对某些人产生意义。你必须继续寻找。

身体活动干预

大脑健康时，心智的工作状态最佳。

毫无疑问，对于提升智慧，一些最有效的干预措施需要改善其源器官和身体的健康状况。人脑的平均重量约为 3 磅（约 1.36 千克）。对于一个 150 磅（约 68 千克）重的人来说，它只占体重的约 2%。然而，人脑消耗了人体总能量的约 20%，这些能量主要是为神经元之间的电脉冲提供的，也用于日常维持和健康维护。

为了保持脑部健康，身体其他部分也需要维持健康。健康的身体不仅是能量和营养的可靠来源，而且会让人感觉更舒服。运动对情绪有着直接和积极的影响。即使只在跑步机上步行一次，持续 30 分钟，也可以改善重度抑郁症患者的情绪。在某些情况下，运动与药物一样有效，并可能产生更持久的效果。

有无数种方法可以保持身体健康，步行、跑步、游泳、举重、做瑜伽、骑自行车去图书馆。做对你有用的事，还有你愿意经常做的事。如果你有健康问题或顾虑，请及时咨询医生。

然后，要睡好。在睡觉时，我们的大脑会借此机会清除神经毒素，巩固白天的学习成果和记忆。心理治疗师倾向于将睡眠问题视为身体症状，但睡眠问题也会导致心理健康问题。有许多生理原因会影响睡眠，如睡眠呼吸暂停（睡觉过程中暂时停止呼吸）。这些都是需要与医生讨论、由医生解决的问题。对大多数人来说，没有任何药物可以比得上良好睡眠的效果。为了提高夜间休息的质量，需要做出一些看似简单的生活方式和行为改变，例如，减少酒精、尼古丁和咖啡因的摄入量；进行更多锻炼；保持卧室黑暗，不受放得太近的手机之类的因素干扰；睡前喝一杯牛奶；另外，只在睡觉时上床。这些事情可能说着容易做着难，但只要自律，就能成功做到。

你不是吃什么就会变成什么，但这也是个影响因素。良好的营养和饮食结构能喂饱大脑与头脑。垃圾食品、精制糖和加工肉类都会对身体造成严重破坏，并升高抑郁症等精神疾病的风险。有证据表明，饱和脂肪摄入过多的饮食结构可能会导致注意缺陷多动障碍，并损害大脑功能。

在意大利西兰托海岸的阿克亚罗利村，加州大学圣地亚哥分校的科学家正在与罗马大学的同事合作，研究大量超过 90 岁、100 岁的公民。很多人——至少很多当地人认为，他们长寿的部分原因，就是他们所喜爱的地中海饮食（这种饮食结构以植物性食物为主，使用较多迷迭香），以及他们日常活动中的常规长途漫步。

然而，健康不仅仅关涉饮食和运动。心态也起着至关重要的作用。我们的合作研究发现，比起年轻几十岁的家庭成员，这些老年人的心理健康水平更佳。他们拥有一种坚韧、积极、职业精神、倔劲，以及与家庭、宗教和土地的紧密联系。这种心态似乎不仅有助于他们生存，而且有利于他们健康蓬勃地发展。

一名研究参与者说："我一个月前失去了心爱的妻子，对此我很难过。我们结婚 70 年了。她生病期间，我一直与她很亲近，她去世后我感到非常空虚。但在儿子们的支持下，我现在正在恢复，也感觉好多了。我有 4 个孩子、10 个孙子、9 个曾孙。我一生都在奋斗，随时准备接受改变。我认为改变带来了人生，也给了我成长的机会。"这就是智慧。

第11章　智慧助推器
药物、小妙招和人工智能

一台机器可以替五十个普通人完成工作，但任何机器都不能替一位非凡人物完成作品。

——埃尔伯特·哈伯德，美国作家

技术就这样出现，无所谓好坏。钢铁是好还是坏？

——安德鲁·格罗夫，匈牙利裔美国工程师

在前几章中，我们追溯了智慧科学的出现历程：确定了智慧关键的普遍特质及其神经生物学基础，如何测量智慧，而且对我们的目的而言，最重要的就是如何利用这一不断扩大的知识基础，来快速变得睿智。

现在，我们转向外部支援，用药理学（药物）和技术（小工具与人工智能）的形式，来增进智慧。

多年来，我研究的一个主要领域是精神药理学。我研究了治疗精神分裂症的抗精神病药物。这些药物是在20世纪50年代早期发现的，它使重度精神疾病患者的治疗发生了革命性变化。这些患者过去几十年来一直在住院治疗，并接受电休克治疗、胰岛素昏迷疗法，甚至脑部手术，但几乎没有改善。抗精神病药物明显减少了这些患者的妄想和幻觉，使他们能够离开医院，住在社区之中。

不幸的是，这些药物长期以来的不良反应，如严重、不可逆的躯体运动障碍，成了日益严重的问题。新一代抗精神病药物于20世纪90年代引入。人们又一次感到兴奋，但几年后，这些药物的不良反应，如糖尿病和肥胖症，也变得危险。就我个人而言，我对药物治疗的研究热情在逐渐减退。

我发表了有关我称之为"新药法则"的文章。当一种新药大张旗鼓地推出时，往往被视为能治很多疾病的灵丹妙药。慢慢地，不良反应成为人们越来越关注的问题，又过了几年，这种药物就会被认为有毒且没多少益处，变得与灵丹妙药完全相反了。

近年来，出现了一个大规模行业，用各种方式——从保健品和药物，到被吹嘘成益智妙法的各种设备和游戏——来提升我们的健康水平，促进生活改善。显而易见的问题在于：它们是不是真的有效，这些有益的效果（如果真有的话）又能不能转化为现实世界中一般性的活动、任务和生活。

药物：聪明又智慧

人们对所谓的"聪明药"或健脑药物（通称为促智药）非常感兴趣。这是基于神经生物学的10亿美元量级产业。那么，这些药物会增进人的智慧吗？

阿司匹林和其他镇痛药的作用，就是阻断大脑的疼痛信号，破坏大脑对正常免疫系统反应的监督。选择性 5- 羟色胺再摄取抑制药（SSRIs），如百忧解和左洛复，通过阻断大脑中 5- 羟色胺的重吸收，来缓解抑郁症状。5- 羟色胺是一种重要的神经递质，具有多种功能，包括改善情绪和社交功能。SSRIs 药物阻断它的重吸收，就意味着有更多 5- 羟色胺可供使用。

如果 SSRIs 药物可以改善情绪，那么别的化合物是不是也能增强其他的大脑功能，比如智力？这不是个新主意。古人记载了各种以食物为基础的大脑增强剂，从银杏叶，到药用蘑菇"猴头菇"（*Hericium erinaceus*）。现代意义上的促智药至少在 20 世纪 70 年代初就已经存在了，尽管在早期，它们主要是咖啡因、维生素 B_6 和 B_{12} 之类的化合物。

新一代促智药更为复杂，但大都尚未获批。莫达非尼是研究最多的药物之一。莫达非尼最初被美国食品药品管理局（FDA）批准用于治疗与睡眠有关的疾病，如嗜睡症，但或许也能提高认知功能，包括注意力和学习能力。不过，对莫达非尼的研究数据有限且尚不确定，目前还没有经过验证的长期有效性或安全性测试。

多年来，大学生们一直使用处方兴奋剂来提高学习成绩，尤其是在考试期间。为患有注意缺陷多动障碍（ADHD）开发的药物右苯丙胺和哌醋甲酯缓释片被吹捧成了能增加注意力、专注力和耐力的聪明药。据估计，美国多达 1/3 的大学生可能正在使用与滥用 ADHD 兴奋剂。

这种现象十分值得关注。虽然这些药物可能产生短期益处，但越来越多的证据表明，它们的不良反应令人担忧：会带来脑化学变化，与冒险行为、睡眠中断和成瘾相关。此外，还有道德方面的考虑：服用健脑药来提高考试成绩，是可以的吗？算作弊吗？另一方面，社会是否有理由禁止使用这些药？学生（及几乎所有人）都喝大量咖啡和其他含咖啡因的饮料，来获得脑力提升（不管真实与否）。咖啡因能改变脑部血流，阻断一种叫作"腺苷"的神经受体分子。腺苷是一种细胞副产物，随着时间的推移会积累并产生疲劳感。喝咖啡带来的"精神劲"也不道德吗？

换句话说，是否存在任何促智药或者超适应证用药真的可以提高认知功能，长期使用是否安全，以及我们应不应该使用这些药，或究竟从根本上需不需要它们，目前的公共意见仍然悬而未决。

我们的思想是脑的产物，而脑是生物学的产物。生物学具有可塑性。它允许修改，因此它的产品也可以进行更改。2011年的电影《永无止境》设想了一种名为 NZT-48 的促智药，表面上允许使用者开发利用"100%的大脑"。但智力并不是大脑被开发利用了多少的问题，更重要的是如何用脑。据我所知，还没有人将要宣布自己发明一种万无一失的"聪明药"，但像《永无止境》这样的科幻片确实可能会以某种形式成为科学事实。

目前，提高认知能力最可靠的方法仍然是最平常的那些，如定期锻炼、规律睡觉、平衡饮食、保持健康体重，参与社交生活，不吸烟。这些习惯不会直接带来更高的智力，但它们有助于保障必要的前提条件——更健康的大脑。

如果聪明药仍然更接近虚构而非事实，那么下一步又该是什么？智慧药？未来的药物能让人变得更睿智吗？这个问题并不像乍看上去那么深奥（或牵强）。我们已经了解到额颞叶痴呆等脑部疾病，尤其是其带来的行为变异，如何导致智慧相关特质的丧失。包括我的朋友和同事，也是加州大学旧金山分校神经病学教授布鲁斯·米勒（Bruce Miller）在内的许多研究人员，正在研究与额颞叶痴呆风险上升相关的基因。例如，某种形式的额颞叶痴呆及 [肌萎缩侧索硬化（ALS），俗称卢伽雷病] 与 9 号染色体短臂上的基因突变有关。专家估计，至少有 10% 被诊断患有额颞叶痴呆的患者，已知携带了常染色体显性遗传突变。推动这类研究的希望在于，如果科学家发现了纠正这些特定突变的方法（包括使用药物），就可能会治愈甚至预防这种疾病。这是否意味着有一天。我们将拥有某种"智慧药"来治疗智慧特质的丧失，不仅在额颞叶痴呆患者中，在其他情况下也能这么做？如果能做到了，我们应该利用这些药让每个人都变得更睿智吗？我们能明智地做到这一点吗？这些都是未来岁月里，全社会可能需要提出与辩论的问题。

技术：游戏和小工具

几年前，英国研究人员发表了一项大规模研究的结果，这项研究测试了电子脑筋急转弯和记忆游戏可以显著改善心智健康的观点。

近 12 000 人参加了这项为期 6 周的研究。他们被分成 3 组。第一组进行评估基本推理、计划和解决问题的活动，比如从四个集合中挑选出一个不一样的。第二组在流行的脑筋急转弯游戏基础上，进行了更为复杂的记忆、注意力、数学和视觉空间处理练习。第三组花时间为琐碎的问题在线搜索答案。

所有参与者在研究前后都接受了一系列认知测试，来评估他们的整体心智健康状况。3 组人在这些基准测试中，都表现出轻微且几乎完全相同的改善。

这些发现证实了研究人员的怀疑。人们只要练习某项心智任务，就能更好地完成这项特定的任务，但这并不能转化为整体认知水平的提高。如果你经常做数独游戏，就能在更具有逻辑性、更快地找出数字在网格中的位置方面有所提高，但这项技能不会延伸到其他心智能力，比如发现物体组的差异，甚至记住数字序列中去。

尽管如此，在身体、心理和社交技能自我提升的时代，这些做法仍然令人兴奋。脑健康风靡全球，市场上有无数的游戏、设备、饮料、药物和食物，都宣称可以比传统的单纯学习方法更为迅速有效地提高认知能力。

它们有用吗？在大多数情况下，我认为没用。至少在市场营销的程度和细节，或者在消费者的热情期待方面，商店里和网上的绝大多数健脑产品，能支持他们自己说法的实证证据都极少（如果还有那么一点点的话）。

事实上，美国医学研究所 [现名为美国国家医学院（National Academy of Medicine），是美国国家科学、工程和医学院的一部分，为国家政策制订者提供独立客观的分析与建议]2015 年的报告得出了同样的结论。有些认知训练产品比其他产品好一点点，但说服力有限。美国医学研究所建议，应对制造商的声明进行谨慎审查、评估和考虑。换句话说，目前还没有哪项技术证据充分，确实能够使大脑变得更聪明，或者更有智慧。

然而，过去30年的研究清楚地表明，即便在晚年，只要人在身体、认知和社交方面保持活跃，大脑就也会继续进化。只要脑部、心智和身体都保持健康和活跃，脑中的神经元和突触就不会在 2 岁、5 岁或 20 岁时停止生长。因此，无论靠不靠技术，我们都可以努力为大脑做得更好。

人工智能

过去30年，我们的日常生活发生的变化，比前 3 个世纪都更多。现在很难想象我们还没有电子邮件、Facebook 或智能手机的时代。然而，所有这些都是在过去的几十年间才出现的。

据说，继机械、电气和互联网时代之后，我们目前正处于第四次工业浪潮中。新时代的特点是不同技术类型的融合，被称为数字革命。人工智能是这种技术的一个主要范例。被称为人工智能之父的艾伦·图灵在1950年写了一篇题为《计算机器与智能》的论文，其中讨论了将机器进行智能化的条件。人工智能这个术语是由另一位计算机科学家约翰·麦卡锡提出的。他将"人工智能"定义为制造智能机器的科学与工程。由于智能在传统上被认为是人类的一种特质，因此"人工"一词表达了这种形式的智能是用来描述机器——也就是计算机的。

人工智能已经出现在现代日常生活中。我们使用它通过谷歌访问信息，通过Facebook实现社交互动，并通过各种选项在家中操作安全系统。

我不是精通技术的人，也不会买最新款的笔记本电脑或智能手机。然而，在没有提前计划的情况下，2017年。我成了加州大学圣地亚哥分校新的人工智能健康生活中心（与IBM合作）的联合主任，这个中心由"健康衰老"和"微生物组"两个板块组成。我的同事、著名的微生物组专家罗伯·奈特是微生物组板块的共同负责人，而我是健康衰老板块的负责人。IBM则是人工智能领域的先驱。

我们正在研究100多名60岁以上的老人，他们都居住在圣地亚哥县一个老年住宅社区的独立生活区。他们的平均年龄是84岁，年龄最大的有98岁。我们通过对他们的身体、认知和心理社会水平进行测量，并通过视频和录音，多种生物标志物（包括微生物），以及身体和环境中的传感器，对这些个体进行全面评估。研究目标是利用人工智能，确定认知能力下降的最早相关指标。显然，这种研究不会提供终极答案，但这是对概念调查的验证，将为我们展示进行规模更大、更明确的研究的方法。一旦我们确定了晚年认知能力下降的最早期标志物，就可以在症状出现之前较长时间，开始给予适当的干预措施。

人工智能中最吸引人的领域之一是机器人。2017 年，一个名叫 Jibo 的小机器人登上了《时代》杂志的封面，成为该杂志公布的 25 项年度最佳发明之一。Jibo 是一种新型机器人的代表："世界上第一个社交机器人"，这是它的创始人辛西娅·布雷泽尔所说的。她是麻省理工学院的教授，我最近几个月一直与她合作。

　　这种机器人看起来有点像个大雪球，有着 5 英寸（约 12.7 厘米）的圆形屏幕，声音像小男孩，可以与用户互动。除了问它像球赛比分或天气预报之类的简单问题（在 Siri 和 Alexa①时代，这些问题已经变得司空见惯）之外，Jibo 还可以主动跟你社交。他能讲笑话。他知道你的名字，并会祝你生日快乐。他可爱的球形头部能上下旋转，看着你在房间里走动，随时准备回应。当他"不知道"问题的答案，或被评论弄糊涂了时，就会使劲道歉。

　　有些人喜欢 Jibo。他可爱又有趣。其他人则想象机器人能有更多的治疗用途，探索"富有同情的"机器人的可能性。这个想法与 Jibo 能做到的没有太大不同。想象一下，有个机器人被设计成吸引人、平易近人的样子，你会觉得跟它一起住在家里很舒服。现在，想象你独自一人生活，并遭受着孤独或抑郁折磨。一个富有同情心的机器人，它的程序能够识别面部特征、解释声音中的情绪，可能就能对检测到的问题做出积极的反馈。如果你看着听着很难过，它可能会给你推荐你最喜欢的活动，或者建议你给朋友打电话。它可以让你参与到游戏中来。它也可能会回顾你的病史，并询问你是不是忘了服用常规药物。

　　随着时间的推移、互动的积累和机器学习，这样一个机器人会更适应你的性格、需求和欲望。它会尽力帮你。这样的设备已经以不同的形式存在，多种多样。Jibo 就是一个例子。机器人索菲亚是另一个

---

① 都是智能语音助理类产品。

例子：她是一个具有 62 种不同表情，面部五官能够移动的仿人机器人，能够识别不同的人、开玩笑，也能回答问题（索菲亚曾出演过电视脱口秀），并似乎能够理解周围发生的事情。2017 年，索菲亚甚至成了沙特阿拉伯公民，成为全球所有国家中第一个获得这种地位的机器人。

Jibo 和索菲亚都是戏剧性的例子，但从能提醒你站起来休息一下的手表，到能通过开灯、调节温度来帮助身体或认知障碍人士，并建议他们服用药物或预约医生的家庭系统，人工智能水平不同的机器正在迅速充满着我们的生活。

毫无疑问，随着与人类的相似性和对人亲和力的增强，技术的必然进步将使这些系统、设备和机器人做得越来越多，但很难想象机器人的同情心会与人类的同情心完全相同。这似乎首先，需要让机器人获得情绪的内部类似物，并能够反思拥有情绪意味着什么；其次，人类和机器需要实现一种智力、情感和道德共生，其中我们也能认识并理解我们的基本本性。

这要求很高，尽管人工智能惊人而无情的进步，让对任何可能性的排除都显得不明智。我们现在能够创造出能够学习的机器与"神经网络"，再加上它们存储信息的巨大能力，以及超高速进行信息检索和处理的能力，这种技术有望改变人类现状的几乎每个方面。与"聪明药"一样，人们也自然会好奇，人工智能的进步是否有一天会带来人工智慧的出现。

我们知道，智力不是智慧。即使经过了人工的增强和提高，智力也将永远只是智慧大拼图的一部分。参考一下飞速发展的自动汽车驾驶技术，有些已经在进行实地测试。预计到 2030 年，道路上 1/4 的车辆将实现自动驾驶。

这个数字可能过于保守。几十年来，新技术投入使用的周期一直在稳步缩短。电话在美国市场的渗透率达到 40%，约用了 40 年的时间，又花了 15 年才达到 75%。通用电力的普及速度并没有比电话快多少。但手机在短短十多年内就实现了这一目标，而智能手机普及的时间又仅仅是手机的一半（有些人预测，到 2025 年，智能手机将被淘汰，被新技术所取代）。

不仅在富裕国家，在世界大多数地区也一样，这些技术都彻底改变了我们的思维与行为方式。手机在非洲大草原上几乎和在美国地铁上一样普遍。技术一如既往地领先于我们对它带来的变化做出预测和准备的能力。

让我们看看未来可能一定会出现的情况：你在一辆自动驾驶汽车上，刹车失灵了。车辆正朝着拥挤的人行横道飞驰。左边是一大群老年人，右边有一名妇女推着婴儿车。汽车应该朝哪个方向行驶？

这些困境与学者们用来研究人们怎样做决策的经典道德困境没有什么不同。它们提出了带有道德性的选择，而没有明确、简单的解决方案。绝大多数人类当然会经历艰难的思考才能做出决定。机器又会怎么做？我们如何把做出明智决定所必需的道德原则教给机器？

人工智能和机器学习的攻城略地令人眼花缭乱，但人工智慧是完全不同的领域。正像我多次讨论过的那样，智慧不仅是一种理性活动，也是情绪驱动的。机器辅助医生进行诊断的应用场景在逐步增加，比如说，它们可以在诊断特定类型的癌症、安排可能的治疗策略、预测治疗结果时，考虑年龄、遗传、环境和社会经济地位等因素。但是，机器还不能辨别这种诊断前后可能造成的情绪，以及这些情绪如何发挥作用，如何改变后果。

人类智慧包括批判性思考的能力、考虑所有选项的能力，以及带着一定的自信做出最佳选择的能力。我之所以说"选择"，是因为在多数需要选择的难题中，没有哪个是最佳选项。机器可以通过处理数据来做出选择，也许可以提供更高的成功概率，这也是一种信心。

我怀疑我们中的大多数人，也还没有完全准备好单独利用机器来确定类似癌症的诊断，然后决定自己的治疗过程和命运这种决策。我们也依赖情感的投入。我们希望别人能够参与进来，无论是训练有素的医生，还是家人和朋友。

我们中没有谁生来智慧，而令人惊讶的是，我们也必须学会理解情绪。恐惧、愤怒和快乐，在我们的心理和天性中处于十分基础的位置，但学会怎样应对、怎样管理它们仍需要时间和教导。

如果人类能够学会体验、表达和控制情绪，为什么机器就不能迅速获得我们姑且所称的"人工智慧"？这当然不是不可能的。17世纪的哲学家、物理学家罗伯特·波义耳预见到了人体器官移植，尽管直到约两个多世纪之后，到了1954年，才真正实现首例肾脏移植。儒勒·凡尔纳在1865年就预测了阿波罗11号登月，104年后实际发生。1909年，尼古拉·特斯拉认为，"很快就会在世界各地通过无线电来传输信息，方法十分简单，以至于任何人都可以携带并操作自己的设备。"在智能手机上查查这段话吧。

人工智慧并非不可能实现，尽管何时成为现实还有待观察，而其应用也将在很大程度上取决于机器的人类等效性。智慧是人类特有的健全品质，在机器人身上可能永远无法完美复刻。

然而，我相信智慧的人类有能力，并且一定能开发出智慧的机器人。它的主要功能将是为人类服务。

第12章 智慧的未来
从个人智慧走向社会智慧

独自一人，力量有限；众人同心，力大无穷。

—— 海伦·凯勒

我们中的任何人，都不可能比我们所有人加起来更聪明。

—— 肯·布兰查德，《击掌为盟》

  这本书的大部分内容，都是从个人的角度来看待和讨论智慧的。我们通常从个体层面来思考智慧，无论是甘地、林肯、特蕾莎修女等历史人物，还是同时代的祖父母。

  当然，群体也有智慧。这个概念认为，群体中的信息聚合产生的决策，也往往比群体中单个成员做出的任何决策更佳。这是个热门话题，也是其他书籍和辩论的主题。

  然而，社会智慧（societal wisdom）的概念很少获得讨论，特别是在科学文献中，尽管好像很明显，有些社会和文化比别的社会和文化更智慧，提升智慧对这些社会而言就像对个人一样有好处。

文化很重要。虽然智慧是一种基于神经生物学的人格特质，在全球范围内、数千年来无甚差别，但智慧特定组成部分的相对重要性存在着文化差异。日本社会非常重视人际和谐、避免冲突，美国社会就没那么重视。几年前，研究人员向随机抽样的中西部美国人和大东京地区日本人发放了一系列故事，想通过这种方式测量他们对这些描述人际冲突和群体间冲突的故事的反应。

这些回答表明，智慧——认识到存在多种观点、个人知识的局限性及妥协的重要性——在美国人中会随着年龄增长而增加，而日本人则不会（当然，单独一项横断面研究并不能真正证实随着年龄增长而发生的变化）。日本的年轻人和中年人已经能比中青年美国人更充分使用明智的推理策略，因为他们的社会规范和期待需要他们这么做。随着年龄的增长，文化差异逐渐减弱，因为美国老年人也通过经验，学会了日本人很久以前就学到的东西。但显然，这只是一项小型研究，这些具体的发现可能无法推广开来。

同样，情绪复杂性也因国家而异。研究人员倾向于用两种基本方式来定义情绪复杂性。其一是情绪辩证，意味着同时感受积极和消极的情绪。其二是情绪分化，当人能够分离他或她此刻感受到的独特和不同的情绪，并对此进行描述时就会出现。

滑铁卢大学的伊戈尔·格罗斯曼和亚历克斯·黄，以及密歇根大学的菲比·埃尔斯沃思领导的研究团队，调查了不同国家的情绪复杂性。他们首先从10个国家随机抽选了130万个英语网页，跟踪一个积极情绪词在两个消极情绪词中间出现的频率。马来西亚、菲律宾和新加坡的网站，都比美国、加拿大、澳大利亚、英国、爱尔兰和新西兰的网站有着更高的混合情绪发生率。南非则介于两组之间。

然后，研究人员查看了从美国、日本、印度、俄罗斯、德国和英国大学生中收集来的报告，报告作者描述了他们在不同经历中感受到的情绪，比如与朋友共度时光，或者在活动中受伤。日本、印度和俄罗斯学生在情绪辩证和情绪分化方面获得的评分都比较高。

格罗斯曼及其同事将这种差异归因于日本、印度和俄罗斯人往往更重视相互依存。他们更了解团体中其他人的愿望与担忧、情绪与欲望，并认为自己的情绪是通过与他人的互动产生的。相反，来自美国和加拿大等西方国家的人，往往认为自己的情绪来自内心。

哪些国家更有智慧？这不容易回答。目前，社会智慧还没有正式的衡量标准。然而，对于国家在世界上的感知地位，每个社会都常常试图通过专攻时议，来证明自己优于别的社会。

衡量社会或国家的状况

我们经常在国家的背景下思考现代人类社会。由美国人构成的美国社会，不同于英国人构成的英国社会；中国不同于日本；埃及不同于南非。在历史进程中，有许多非正式的方法能够比较不同的社会和国家，最近又出现了许多正式的方法。让我们说几个看看。

过去的时代

第一个，也是最古老的衡量标准，就是利用各种宗教神话，来描述不同文化的"黄金时代"。这种黄金时代往往是相对和平、正义、和谐、稳定和繁荣的时期，食物丰富、冲突罕有，艺术和科学蓬勃发展。人们度过漫长而幸福的人生。目前尚不清楚这些神话能在多大程度上准确反映现实生活，它们之所以被称为神话是有原因的，但总是被视为曾经的美好岁月，在这种黄金时代之后，就是银、铜和铁等不太受欢迎的时代。

法国小说家兼剧作家马塞尔·帕尼奥尔指出："人们之所以很难感到幸福，是因为他们总是认为旧日比真实的过去更好，现在比实际情况糟糕，未来也比真实的将来更无定数。"国家也是如此。

军事力量

在人类历史的大部分时期，社会（通常以国家为代表）通过规模和军事实力来评判自身与他国。拥有强大陆军和海军的国家及其统治者，往往会对力量较弱的小国进行征服或支配。

亚历山大大帝之所以伟大，是因为他建立了古代世界最大的帝国之一。在巅峰时期，亚历山大帝国从希腊延伸到印度西北部，绵延3000多英里（约4800千米）。13世纪，成吉思汗领导的蒙古军队统治了中东、中国和俄罗斯，军队人数近百万。大英帝国在鼎盛时期，在无与伦比的陆军和海军的支持下，也声称拥有世界各地的土地、殖民地和前哨基地，并吹嘘自己是日不落帝国。

但随着20世纪到来，独立呼声高涨，之前的侵略者和殖民者，或逐渐或突然地撤回了更古老的自有边界，实力的衡量标准也从规模和军事实力转向了经济实力。

经济指标

虽然概念上十分古老，但自第二次世界大战以来，衡量经济实力的主要指标，就是以美元为标准的国民生产总值（GNP）和国内生产总值（GDP）。国民生产总值是指一个国家所有公民的工作成果，包括海外公民。国内生产总值则是指国内生产的总水平。两者都被誉为是经济增长与繁荣的关键指标。

然而，近几十年来，国内生产总值能反映人口福祉的观点受到了挑战。GDP假设经济增长能够"润物细无声"，将利益扩散到整个社会的不同人群之中。事实并非如此。经济增长并不平等，财富可能高度集中。据估计，如今，美国人口中最富有的 1% 人群，比最底层的 90% 人群拥有更多财富。

这些数字表明，GDP 不是衡量社会福祉的良好指标，尤其是对穷人而言。虽然 GDP 对于测量短期经济波动很有价值，但它并不是衡量持续经济增长的指标。俗话说得好，国富买不来民强，特别是当大部分钱不掌握在大多数人手中时。

幸福指数

GDP 并不包含其他可能与真正的民生福祉关系更密切的指标，如健康、教育、自由等。有一种新指标试图做到这点。2008 年，喜马拉雅山脉的不丹王国挤在其更大更强的邻国——中国和印度之间，却成为第一个，也是目前唯一一个将国民总幸福感（gross national happiness，GNH）作为民生指数的国家。

怎样在一国范围内衡量群体幸福感呢？

不丹政府通过公民调查来评估他们对生活的满意度，并将这些数据与评估社会经济发展、环境保护、文化促进和优化治理的其他指标关联起来。这是一项复杂的任务。不丹进行了两次国民健康调查。2015 年最近一次调查显示，91.2% 的不丹人表示他们"勉强""十分"或"深深"感到幸福。与 2010 年第一次调查相比，国民总体幸福感提高了 1.8%。

不丹推出 GNH 两年后，经济合作与发展组织（OECD）在一次联合国会议上发布了首份《全球幸福指数报告》（World Happiness Report，WHR），经济合作与发展组织是由 35 个成员国组成的、旨在促进改善经济和社会福祉政策的国际组织。

《全球幸福指数报告》评估了六个随时间变化的变量：收入、健康期望寿命、遇到困难时有人依靠（社会支持）、慷慨、自由、信任。最后这个信任变量是通过企业和政府对腐败的抵制程度来衡量的。

2019 年发布的最新幸福指数报告，强调了幸福社会基础的重要性。作者指出，这种重要性可以从比较前五名和后五名国家民众的人生经历中得出。

最幸福的国家前五名

1. 芬兰

2. 丹麦

3. 挪威

4. 冰岛

5. 荷兰

（*美国排在第 19 位*）

最不幸福的国家前五名

152. 卢旺达

153. 坦桑尼亚

154. 阿富汗

155. 中非共和国

156. 南苏丹

这两组国家之间的幸福感差距，大部分都能用报告中的 6 个变量来解释，但全球幸福感差异的 80% 发生在国家内部。在美国这样较富裕的国家，内部差异并不是由收入不足和不平等造成的，因为自 1960 年以来，美国人均收入增长了约 3 倍，人均 GDP 仍在上升，而主要是由于身体健康、人际关系和精神健康方面的差异。美国人最大的不幸来源是精神疾病。

让我们看看世界各地的精神疾病，及其治疗方法。

首先，患有精神疾病的公民可能永远不会得到正式诊断。我在加州大学圣地亚哥分校医学院的同事韦尔·狄雷米是约旦促进精神卫生保健国际工作组的成员，而约旦是世界上人均难民人数最多的国家。难民遭到冲突，以及在拥挤、资源不足的难民营中漂泊不定的生活所伤害，特别容易受到精神健康问题的影响，但数据很少，得到的护理更少，每 10 万约旦人中只有 0.51 名精神科医生，而每 10 万美国人中有 12.4 名精神科医生。

由于缺少治疗，各地的穷人反而得到了家人和非正式支持网络的照顾与关怀，这些社群接受他们的存在与疾病。他们缺乏先进的精神病诊疗和药物支持，却获得了更优质、更长期的社会联系、家庭结构和支持。20 世纪 70 年代，由我的朋友、马里兰大学的威廉·卡彭特等学者领衔开展的一项名为"精神分裂症国际试点研究"的知名全球研究显示，在发展中国家，精神分裂症等精神疾病的预后可能比发达国家好一些。

讽刺的是（或者不然），随着许多国家变得更加西化，这些优势往往会减弱。曾经的大家庭往往完全出于必然，来照顾自己的成员。现在，家庭越来越小、越来越支离破碎，必须转向有组织（也不那么个人化）的形式来照顾那些需要帮助的人。

你可以在老年人受到的不幸对待中看到类似的现象。他们的个人与社会价值，可能会在健康水平下降与文化偏见的迷雾中丧失。

我们都可以对此做出改善，也会因此而更快乐。

人类发展指数

1990 年，联合国开发计划署（UNDP）发布了第一份年度《人类发展报告》，并引入了人类发展指数（Human Development Index，HDI）。这个指数已成为发展领域的主要指标。

首份《人类发展报告》将人类发展的概念定义为人类福祉的进步，并列出了一些国家层面的指标。它强调的是合理的生活水平等实际成果，而不是人均收入等评价策略。测算指标被用于衡量幸福感的三个重要因素：对医疗保健、教育和商品的获取。

人类发展指数最重视平均预期寿命、教育、收入、知识和生活水平。这些构成了《人类发展报告》的核心，大多数国家和地区都被纳入了排名。上一份报告（2019 年）中，挪威排名第一，其次是瑞士、爱尔兰、德国和中国香港。美国排在第 15 位。2019 年排在第 189 位，也是最后一位的是尼日尔。

人类发展指数对政策制订者和研究发展的专业人士很有用。这个指数使他们能够对经济地位相似但结果不同的国家进行比较，对比不同国家政策选择的影响。

《全球幸福指数报告》和人类发展指数都代表了人们对社会指数进行定义和计算的努力，这些努力目前取得了部分成功，但要创建一套真正全面的测量指标、一个能够反映社会智慧状态的衡量标准，还需要纳入更多因素。

这些因素中，可能还要包括性别发展与平等、贫困、气候、土地和水的使用、公共安全、交通、住房、社会和公民参与、社区支持、娱乐和文化活动，以及针对不同人群（如极幼和极老群体）的保健服务。

对于社会智慧，任何真正、充实的评估，以及进行计算的尝试，都必然与主题本身一样复杂。它需要包括我们所描述的所有测量因素，以及更多方面。它需要超越对物质享受的测量，也就是要超越唯物主义经济学定义的幸福与快乐，而需要包含一种注重意义和自我实现的幸福学方法，并根据个人或一个国家作为更大社区的一员能够充分发挥作用的程度，来定义民生幸福。

一些研究人员建议制订标准，来测量个体蓬勃发展的程度，也就是测量人们经历积极情绪、积极心理社会功能的状态。哈佛大学的范德维尔提出了五个宽泛的领域：幸福与生活满意度、身心健康、意义与目的、性格与价值、密切的社会关系。他说，蓬勃生长有四条主要而常见的途径：家庭、工作、教育和宗教团体。

与GDP等单一指标不同，社会蓬勃发展的指标要复杂得多，细微差别也要多得多。它需要评估所有公民的健全感与幸福感，从健康和教育水平等公开的测量指标，到自主权、乐观、适应力、公民参与、活力、自尊和诚实等短期测量指标。

通过社会政策，对范德维尔所说的通往蓬勃发展的家庭、工作、教育和宗教社区四大主要途径进行优化提升，无疑会改善这种情况，正如损害这些途径的政策也会损害我们蓬勃发展的机会一样。如何做到这一点，怎样测量蓬勃发展的程度？相关的工作正在进行，也将持续开展。

应该有可能开发出一种"社会智慧指数"，类似于用在个体层面上的杰斯特－托马斯智慧指数。可以说，社会智慧的组成部分或许与个人智慧的组成部分大致相似：同情和利他主义等亲社会行为、情绪调节、自我反思、宽容、应对不确定性的能力，其中还包括良好的决策技能。然而，在许多方面，这些都说起来容易做起来难。我们如何在情绪调节或自我反思方面对国家进行评分？谁能做出这些判断？即便有这些困难，我也不愿意放弃这个竞技场。毕竟，第二次世界大战还在肆虐时，很少有人敢想象联合国或世界卫生组织能够成立。这些组织正在继续做着宝贵的工作，尽管它们仍然不完善。我们可以梦想有一天，各国将争夺"智慧世界杯"！

个人智慧与社会智慧

个人智慧和社会智慧之间的确切关系还不是十分清楚。两者或许能够并行发展，存在相互增强的关系，在这个关系中，充满关爱的社会可以促进全体公民的个人智慧发展。相反，更强大的社会智慧也可能会减少未来生存与发展中对个人智慧的需求。保护性的环境显著降低了非自然或可避免的原因造成的死亡风险。如果个人生活在一个由明智的规则、道德、信仰和行为管理的社会中，那就不太需要靠智慧行事。

可以在自然界中看到这方面的证据。2012 年，贾努科夫斯基－哈特利及其同事研究了生活在澳大利亚海洋保护区（禁渔区）安全范围内的鱼类，和生活在保护区边界之外的鱼类的适应性行为。

生活在保护区内的鱼年龄普遍较大，警惕性较低，因为它们不会面临跟生活在保护区外的鱼同样的危险。即使在保护区外游荡，这些栖息在保护区的鱼也表现出更低的警惕性。有关人类行为也有类似的说法。当一个社会能够充分保护其中的个体时，个体智慧对于寿命的延长就不那么重要了。

疫苗通过"群体免疫"概念变得普遍有效。当足够的人接种疫苗，通常占到80%～95%（具体取决于疾病的传染性），那么全人群一般就会受到保护。

没人认为社会智慧也需要达到类似的比例才能实现。这可能根本就是无法实现的，或许也并不必要。智慧本身就有一种传染性。它可以通过无数种方式，在无论知情还是不知情的情况下，都能从一个人传播到另一个人、很多个人，零零碎碎地传播着，沿途不断发展、适应。它可以在几乎任何人身上、在任何地方发生孵化，被培育出来、生长起来。它也可以起于毫末，但很快就会超越所有的期待。与此同时，我们并不期望每个人都能完美地满足智慧的所有标准。一个明智的社会能够接纳并帮助所有的人。

社会智慧是在增加还是减少

世界是变得更有智慧了，还是没那么有智慧了？我对这个问题的两种观点都给出了理由。

支持"全球社会如今变得更明智"的理由

正如认知心理学家、作家史蒂芬·平克所指出的，全球由于暴力死亡的人数已从前国家社会时期每年每 10 万人中约 500 人，下降到如今每年每 10 万人中只有 6~8 人。可以说，世界各地的普遍社会价值观，无论是隐含的还是明确的，都有所改善。威权主义在人类历史的大部分时期都是常态。国王、皇帝、苏丹、酋长们实行独裁统治，他们的领导地位很少受到他们所统治的群众的挑战。今天，世界上绝大多数国家都已至少采用了某种形式的民主而自豪，无论这种民主多么不完善。

人类的普遍寿命比以往任何时候都长，尽管我们底层生物学的基本方面，例如，女性的生育能力和繁殖能力，并没有发生改变。平均而言，更年期发生在 50 岁左右。古希腊和罗马的资料表明，两千年前的更年期年龄与今天大致相同：也是 40—60 岁。

平均寿命则完全不同。在古典希腊和罗马，出生时的预期寿命是 20—30 岁，如果一个人在童年的疾病中幸存下来，则预期寿命会延长 10~20 年。在接下来的几个世纪之间，这些数字稳步提高，尽管变化不大。

2014年，我与合作者安德鲁·奥斯瓦尔德在《精神病学》期刊上发表了一篇论文，提出：20世纪寿命的延长可能部分与社会智慧（包括同情心）的增强有关，这带来了更具保护性的环境、更好的医疗保健条件，以及对老年人的支持。毫无疑问，医学进步对老年人生命延长至关重要，尤其是延长患有心脏病、癌症等慢性疾病的老年人的生命。事实上，现代医学已经将许多曾经极为致命的疾病，从结核病、梅毒等感染，到HIV感染和艾滋病，转变为可以进行控制长达数十年的慢性终身疾病。

19世纪初，世界上没有一个国家的预期寿命超过40岁。在接下来的150年间，世界一些地区的健康状况取得了实质性改善，使得平均寿命延长。例如，在1950年，欧洲、北美、大洋洲、日本和南美部分地区的新生儿预期寿命超过了60岁。但除了这些地区之外，新生儿的预期寿命就只有30岁左右。两边的鸿沟很大。挪威人的平均预期寿命为72岁，而西非国家马里的平均预期寿命只有26岁。

从全球范围来看，情况有了很大好转。今天，世界上大多数人的寿命都有望与1950年最富裕国家的人一样长。据联合国估计，2019年，全球的平均预期寿命为72.6岁，高于1950年的任何国家。对于一些国家，如日本、瑞士、澳大利亚、瑞典和韩国，预期寿命延长到了80岁以上（美国正处于分界线上：平均79.3岁，女性略高于男性）。

在19世纪和20世纪初，预期寿命的增加主要是由于卫生条件、住房和教育的改善，带来了早年和中年死亡率的稳步下降，而这些死亡主要是由于传染病。20世纪后半叶，疫苗、抗生素和其他医学进步的发展持续带来改善。专家们认为，如今，预期寿命的持续增长几乎完全是由于晚年死亡率的降低，也就是说，患有心脏病、脑卒中或癌症的老年人寿命更长了。

曾经，人类的同情心似乎仅限于直系亲属和部落，但它已经随着人口数的增加及与他人的接触而增长。奴隶制、童工和性贩运至少没有被大多数合法政府正式纵容。第二次世界大战以后，联合国、红十字会、世界卫生组织和国际货币基金组织等组织机构开始帮助全球的弱势群体。在重地震、火灾、海啸或遥远国家的民族危机肆虐之后，我们就作为个人和更大的群体为他们提供援助和救援，即便我们自己并未从中获得任何益处，甚至不认识我们帮助过的人。

价值体系也在发生变化。直到 20 世纪中叶，两性平等才成为一个严肃的讨论点。今天，这一概念正在各国传播，尽管传播得缓慢而不完整，偶尔会令人震惊地揭示出我们还有多远的路要走。这同样适用于童婚、童兵等问题，这些问题仍然存在于世界上某些地区，但正受到越来越多的挑战、抵制和修正。同样，人们越来越接受性取向的多元性，也越来越谴责家庭暴力。

全球化及技术与通信的快速发展，有助于减少国家之间和国家内部的差距。当我在印度长大时，家里有一部电话就是一种昂贵的奢侈品。许多中产阶级家庭都没有电话，也没有冰箱。就算申请一部电话，由于缺乏必要的有线网络，我们可能也得等上 15 年或更长时间。今天，即使是孟买贫民窟的人也可能拥有手机。社交媒体正使得来自不同大陆的人们能够在几秒钟内相互交流。

支持 "当今全球社会没那么有智慧" 的理由

与上述积极因素相对比，新的危机已经进化了。瘟疫、霍乱、天花和脊髓灰质炎等数百年来对健康和福祉的威胁，如今已在世界许多地方被一系列新的流行病所取代：阿片样物质滥用、自杀、压力和孤独。这些行为流行病折磨着各个年龄段的人，无论是年轻人还是老年人，使得几十年来首次发生了平均寿命在某些地方并没有延长，而是因此缩短的情况。

每 12 分钟,美国就会有一人自杀。每 11 分钟,美国就有一人死于阿片样物质过量。十多年来,阿片样物质过量和自杀的年死亡率一直在迅速上升。因此,在撰写本书时,美国的平均寿命已连续两年出现了半个世纪以来的首次下降。为了遏制这场公共卫生危机,有一场社会运动将这些行为流行病"药物化",关注开发与批准预防死亡的药物。

不幸的是,这种思路过于简单。疫苗和抗生素已经根除了过去许多由细菌和病毒感染引起的流行病,如鼠疫和霍乱等。然而,阿片样物质滥用和自杀这些现代流行病却截然不同。它们的根源不是致病性微生物,而是孤独这种能在隐秘中致命的"行为毒素"。在详细阐述孤独感之前,让我先提一下社会福祉的其他几个值得担忧的迹象。

社会智慧水平恶化的另一个指标,是美国公共教育水平的下降。长期金融危机和不断变化的潮流已经威胁、消解了公共教育的许多方面,而这些方面曾经被认为是宽泛的通识基础课程所必不可少的,是为了探索"作为万事万物存在之可能条件的普遍原则"做出的古老而持久的努力,用奈杰尔·塔布斯在《哲学与现代博雅教育》中的话来说:"自由就是学习。"

在全国的教室里,艺术课和音乐课少了,体育课少了,户外活动的时间更少了。公民教育,甚至历史课程,如今可能看起来都显得奇怪或过时,即便还存在那么一些。我们对孩子的期待越来越高,但要求的范围越来越窄。我认为可以断言,增加计算机编程课的学校,比增加公民权利和责任课,或者开设从失败与衰落的社会文化中吸取教训——从复活节岛到罗马帝国,再到苏联——这样课程的学校要多。我完全支持增加计算机和技术方面的教育,但应该辅之以有关幸福感和同情心方面的教育培训。

近年来,我的大部分研究都致力于对孤独感进行调查。虽然人人都会感到孤独——孤独是一种亲密的焦虑，但孤独在人类的处境中很常见，现在或许也比以往任何时候都多。

孤独与吸烟、肥胖一样危害健康。美国医疗保健研究与质量机构报告称，社会隔离造成的年死亡人数令人震惊，为 162 000 人，超过了因癌症或脑卒中导致的死亡人数。在英国，孤独感对企业的经济影响估计每年超过 30 亿美元，并推动英国于 2018 年任命了新的"孤独大臣"。

多项研究和调查表明，如今，更多的人比过去更频繁、更深刻地感到孤独。事实上，伦敦玛丽女王大学情感史中心的联合创始人、历史学家菲伊·邦德·艾贝蒂指出，在 18 世纪末之前，很少有人提到孤独。当时使用的词是"独处"（oneliness）。它在意识形态或心理上的分量微乎其微。它没有任何特定或显著的负面含义，只是意味着独自一人，远离人群，这是生活中不可避免，而且经常必不可少的一方面。独处有它的好处。

此外，艾贝蒂还观察到，在那些年代，大多数人认为他们从未真正孤独过。艾贝蒂于 2019 年出版了一本书叫《孤独传》。他说："人们生活在小社区里。他们趋向于相信上帝（这意味着他们永远不会真正孤独，即使在身体上被孤立），并具有一种哲学概念，认为社区是共同利益的来源。不需要描述孤独的语言。"

19 世纪开始的工业化减少了社会联系，产生了孤独感。过去 50 年来孤独感的流行率翻了一倍，问题变得更加严重。

孤独感是可以遗传的（遗传度 37%～55%）。有些人从遗传上就比其他人更容易孤独。孤独从根本上说也是生活的一部分，有其自身的价值。它可以促进自我反思和评估，可以激发创造力，而最重要的是，也可以促使人们走向世界，寻求他人与更亲密的关系。

孤独不等于社会孤立。孤独是主观的——人感到焦虑、痛苦和恐惧，因为他 / 她不拥有像预期中那么多的社会关系。相反，社会孤立是客观的，即是可测量的社会关系缺乏。两者可以共存，也可以单独发生。一个人可以在社交上被孤立，但不会感到孤独。另一个人可能被人包围，却感到很孤独。然而，两者都会对健康产生重大风险，需要采取不同的干预措施。

令人担忧的，则是孤独感持续存在，并且变得长期存在、根深蒂固。2018 年，我与同事进行的一项研究发现，3/4 的参与者报告说，他们在从 20 多岁到 90 多岁的成年生涯中，存在着中度到高度的孤独感。这是值得注意的，因为参与者对中度至重度孤独所带来的风险浑然不觉。他们没有严重的生理障碍，也没有患严重的精神疾病。一般来说，他们就是普通人。孤独与较差的身心健康水平有关。

其他研究人员也发现了令人不安的现象。都柏林三一学院进行的爱尔兰老龄化跟踪研究，自 2009 年以来，一直在跟踪由代表性抽样获得的 8000 多名爱尔兰中老年公民（50 岁及以上）样本，研究随时间推移，他们的健康、社会和经济状况变化，对社会和经济的贡献，以及与"成功衰老"相关的生物和环境因素。

这些发现往往令人不安。研究发现，超过 37% 的参与者表示经常或有时感到孤独，这一比例随着年龄的增长而增加，女性比男性更频繁。并且，由于女性往往比男性寿命更长，因此感到孤独的时间也会更长。孤独感的流行导致了慢性健康问题增加，这种现象无疑是自我循环的：孤独引发了健康问题，健康问题又引发抑郁，产生更强的孤独感和绝望感。

在 2017 年的一项研究中，拉芬森及其同事对英国 6677 名无痴呆成年人进行了 6 年的随访，记录了他们生活的各个方面，如婚姻状况、亲密关系的数量和社会隔离水平，能反映出与家人和朋友的联系及参与社会组织的情况。

6 年后，220 名参与者患上了痴呆。在研究过程中表现出更强孤独感的参与者，比拥有更多亲密关系或已婚的参与者更容易患痴呆。痴呆风险与晚年的孤独感有关。

为什么近年来，孤独感、自杀和阿片样物质的使用空前增加？技术、社交媒体和全球化的快速发展，提高了许多人的生活质量，但也颠覆了社会习俗，产生了前所未有的社会脱节。信息过载、24 小时在线、海量但肤浅且往往扭曲的社交媒体关系，以及来自全球化的激烈竞争，都加剧了现代社会的压力水平。一项新的盖洛普民意调查显示，过去十几年来，美国人自我报告的压力和忧虑水平增加了 25%。

值得注意的是，这种压力水平对年轻人的影响远大于老年人。2019 年发表在《异常心理学杂志》上的一项针对 60 多万美国人的研究发现，压力水平与年龄呈负相关。20 多岁的人报告的压力水平，是 40 岁的 2 倍、70 岁的 4 倍。因此，年轻人的自杀率和与阿片样物质有关的死亡率也比老年人高，这并不奇怪。千禧一代受到的冲击最大。

半空还是半满

总之，几个世纪以来，社会在若干领域取得了长足的进步；然而，在其他领域，情况又有所恶化。这是典型的"玻璃杯是半空还是半满"的故事。但我很乐观。我坚信，人们能提升社会智慧，并一定能够做到，尽管这条道路总是坎坷曲折的。我们必须尽最大努力，因为失败不是智人生存和繁荣的选项。

孤独、自杀、阿片样物质滥用，这些现代行为流行病都是压力水平增加的结果，需要行为的"疫苗"或"解药"。好消息就在这里：我们研究中，一个令人惊讶的发现是，孤独感与智慧水平密切相关，但呈负相关。我们在对三个不同人群的三项不同研究中重复了这一发现：样本分别为 340 名圣地亚哥成年人（整个成年时期）、3000 多名来自全美国的成年人，以及来自意大利南部地区奇兰托的 250 名老年人（包括 50 名 90 岁以上的老年人）。事实上，智慧（用我们的圣地亚哥智慧量表测量）成了孤独最重要的相关因素（尽管是负相关的）。因此，我的研究给出了孤独"毒素"的"解药"：智慧。越睿智的人越不容易受到孤独的折磨。这也是回到这本书的主题：你可以做点事情来变得更有智慧，从而更不容易感到孤独。

快速增智：个人与社会

苏格拉底曾哀叹书籍的发明会在灵魂中"产生遗忘"。他担心读者会盲目相信外部的文字，而不是自己所知道和记住的东西。这是一种回荡在人类历史上的抱怨和警告，随着印刷机、电报、广播、电视和手机的出现而反复出现。许多人也认为互联网正在使我们变得愚蠢。

但有一种理论叫作放大定律。它基本上是说，技术等环境因素的主要影响，就是放大人类的能力，增强人群内部已经存在的权力、能力和意图。从某种意义上说，我相信睿智的人会明智地使用脑力增强药物或技术，这是令人欣慰的。但是，即便是探索这些可能性，我们也能够，而且必须做更多事情，来促进个人和社会的自然发展。

但是我们该怎么做呢？这本书提供了一系列适度的步骤，至少我希望它能够促使你思考智慧的本质，以及如何更快变得睿智。然而，更宽泛地说，我们必须有意识地教授、加强、促进我所描述的智慧组成部分。

社会同情是智慧的重要组成部分，也是补救措施的一部分。它重新分配资源，用于照顾儿童和老年人。正如早产新生儿在精心而长期的照顾下更容易生存一样，老年人的生存和繁荣也是如此，尽管当社会强调由同情、共情和利他推动的照护时，也存在药物滥用，社会孤立，身体、认知和心智功能退化等痛苦。文明程度更高的社会拥有更强的社会同情和智慧，包括各种保障措施，以及能对老年人、残疾人、精神病患者及完全异质或需要帮助的人给予的照顾。

我们如何让一个社会更明智？通过教育。美国哲学家、心理学家、改革家约翰·杜威曾说过："教育不是为人生做准备。教育就是人生本身。"

教育是一切的起点，也是一切的终点。作为父母，我们试图引导、教育孩子，让他们相信什么是对的、真的、好的、正确的。然后我们把他们送到学校。从前，我们只是希望他们在学校学习"三个 R"的技能：阅读（reading）、写作（writing）和算数（arithmetic）。然而，随着时间的推移，公共教育系统承担了额外的职责，增加了体育课程来锻炼健康的身体，性教育也应运而生，以提供所需的、经过打磨的知识。艺术和音乐教学培养了创造性的灵魂。

我们必须找到方法，为年轻人的教育注入促进智慧要素的课程：同情心和其他亲社会行为、自我反思、情绪调节、对不同观点的开放性及做出正确决策的能力。

作为一整个社会，我们经常谈论措施。我们提出、建议、支持各类主张，但我们说的话往往都没有落实为广泛、持久的行动。值得考虑和辩论的好主意并不多。但这些好主意无论是什么，都应该受一些基本原则限定和驱动：对我们的孩子应该教会他们如何好好生活，而不仅仅是谋生。它应该传授知识，而不是信息；传授如何思考，而不是思考什么。建议孩子们尽早、经常地接受奉献与慈善的价值教育，使之成为第二天性，这难道不合理吗？

阿尔伯特·爱因斯坦说："智慧不是学校教育的产物，而是终身追求的结果。"但它的起点是提供终身方法的教育。

教育的意义也延伸到了学年之外。1776年撰写《美国独立宣言》的睿智农场主们写道："生命、自由和对幸福的追求。"这不仅仅指的是享乐主义的幸福——生活的乐趣，如一份好工作、一个家、朋友和舒适——也指的是亚里士多德的幸福观，一种值得过的高尚生活、一种追求意义的自我意识，以及每个人充分发挥潜力的程度。

我们常常关注享乐而不是幸福。这很容易，但不睿智。

一个明智的工作场所是具有生产力和创造力，但也会让人感到幸福。如果企业需要员工之间维持不健康的竞争和压力，并完全专注于销售或利润，那么这样的企业将不会被看成是明智的。

我们最有智慧的商业领袖认识到了几个基本准则，并把这些准则表述了出来：他们看到了脆弱中的力量，并向权力低的人保持开放态度。他们提倡互惠，因为领导力不是单向的。他们鼓励冒险，以消除恐惧。他们勇敢地思考，超越极限。他们更看重尊重而不是承认。

类似的概念也适用于整个生活和社会。一支大学运动队，若想不惜一切代价取得胜利，而不是确保运动员在合作协同的氛围中工作、学习，也不能对天赋不够的对手产生同理心，那么无论能赢得多少冠军，这都不是一支有智慧的队伍。最终，输掉的要比赢来的多。

这样的想法听起来或许像是过度简化的陈词滥调，显然又平庸，但这是自明之理。根据定义，从根本上是对的。我们若无视了它们，后果自负。

危机时代中实用的个人与社会智慧

在1776年的衰退期危机中，托马斯·潘恩写到了考验人类灵魂的时代。美国独立革命正如火如荼地进行着，但坦率地说，美国新政府的进展并不顺利。福吉谷（Valley Forge）①。仍然隐约可见。

但战争终将结束，一个新的国家终将形成并繁荣起来。还会有其他危机，无论大小，自然的还是人为的。事情就是这样。总会有新的危机出现，有时甚至超出想象。

在这本书中，我主要讨论了实践智慧作为避免个人危机——从路怒到丧亲之痛的手段。但社会也在努力应对、管理危机，寻找通往另一方更好的道路。

一些危机从本质上说是区域性的，例如，2005 年卡特里娜飓风的侵袭，估计造成了 1833 人死亡，使墨西哥湾沿岸和新奥尔良数百万人无家可归，造成超过 1250 亿美元的损失（仅仅 12 年后，飓风哈维也在得克萨斯州和路易斯安那州造成类似的破坏）。

有些危机是国家危机，例如，对纽约世贸中心、华盛顿五角大楼和联合航空 93 号航班（该航班在宾夕法尼亚州尚克斯维尔附近坠毁）的恐怖袭击。911 事件导致了 3000 人死亡、25 000 多人受伤，造成了 100 亿美元的基础设施和财产损失，以及美国人无法弥补的心理创伤。

还有些是全球性危机，比如第二次世界大战，气候变化也可以算一个。这些是地球上任何人都无法逃脱的危机。COVID-19 大流行的早期阶段感觉也接近，这是另一场对个人、地区、国家和全球产生不利影响的全球危机。挑战来自两个特定的方面。

首先，一定程度上仍然存在不确定性和困惑。这种特殊的冠状病毒是新出现的，人类以前没有接触过，也没有现成的免疫防御。不知道会发生什么，就会在各个层面产生恐惧和不祥感：我会被感染吗？

---

① 美国独立战争时期根据地，华盛顿在此度过最艰难的时光。

我会死吗？我所爱的人会怎么样？我的社区？国家？人类？

其次，建议采取（或许是强制性的）措施来控制病毒的快速广泛传播，来拉平曲线，如社交距离。人类是社会动物。我们怎能远离我们所爱的人、同事、陌生人，甚至那些可能给我们带来意想不到的欢乐和兴趣的人？这些驯服病毒的必要策略与我们所教给孩子的一切背道而驰：问候时握手，拥抱你关心的人，与他人一起吃饭、分享玩具和礼物、一起玩耍。社会参与是证据最充分的健康长寿策略之一。

除了与父母（对于孩子而言）和重要他人（对于成年人，如果有的话）接触外，我们怎么才能突然转向完全相反的方向，彻底与其他人分隔开来？这里，与本书所描述的智慧每个组成部分相关的策略，能帮助我们尽可能顺利地渡过转折期。这些智慧元素不仅能帮你在危机中生存，而且有助于从危机中成长起来。它们可以用于任何变化或对抗，困境或灾难。

1. 情绪调节：不要惊慌。接受现实，但也要保持积极。

2. 自我反思：想想你是如何成功地摆脱以前的困难，并制订计划，使用类似的策略。

3. 亲社会行为：助人者自助。在我对孤独感的定性研究中，一些老年人说，当他们帮那些需要帮助的人时，就会感到精力充沛、快乐，没那么孤独。正如我前面提到的，解决孤独和类似压力的最好方法是智慧，尤其是它的同情成分。

4. 接受不确定性和多样性：看看其他人的反应，并从他们的行动和技巧中学习。没有一招鲜的解决方案。不要妄下判断。

5. 果断决策：你需要解决各种道德困境。在大流行期间，什么时候将自己与谁隔离开来，会成为问题。衡量家庭与工作的相对重要性。

是否要冒着感染风险或许是生命危险，去帮助他人。这些困境都是许多人所面临的，从急救人员和急诊医生，到杂货店店员。需要根据当时掌握的所有信息做出决定，并希望从长远来看，这一决定会被证明是正确的，但矛盾心理对任何人都没有帮助。

6. 提供社会建议的能力，需要对生活有常识：倾听专家的意见，这样你才能给出更好的建议。

7. 灵性：我们必须关心全人类和其他生命（包括动物和植物）。

8. 幽默感：即使在至暗时刻，幽默也会有所帮助。

9. 对新经验的开放性：保持开放性使危机转化为成长的机会成为可能。

这些观察结果适用于整个社会，也适用于社会的各个层面，从个体的工作者和居家的父母，到地方、区域、国家、国际政府和组织的领导们。他们将面临的危机可能在细节和范围上有所不同，但他们使用的智慧工具都是相同的。

1943 年，随着第二次世界大战的爆发，英国首相温斯顿·丘吉尔站在群众面前，试图把他们召集起来，为他们注入共同的勇气和希望，就像他以前这么做过很多次、也会做更多次一样。在那次演讲中，他说："若我们团结，就没有什么不可能的。若我们分裂，就会满盘皆输。"

埃莉诺·罗斯福（Eleanor Roosevelt）（1884—1962 年）是另一种充满智慧的领袖。在第二次世界大战之前、期间和之后，她推动了美国总统第一夫人的角色发生转变。她成了一种自行其是的公认力量，关注并推动民权政策，来援助穷人、少数民族和妇女；她协助制订了改变社会的新政社会福利计划，推动创建了联合国，并随后协助制订了《世界人权宣言》，推动成立了联合国儿童基金会。她是一位全球人道主义者。

我们的目标和梦想应该是创建一个充满智慧地包容所有成员的社会，一个全新的全球版香格里拉，像詹姆斯·希尔顿在他的小说《消失的地平线》中写的，和我年轻时想象的那样。在这个未来的社会中，我们能够一起找到成功。

抵达这个目标将需要一段艰苦旅程，但让我们出发吧。第一步是让我们自己作为个体变得更睿智，然后让更大的社会也变得更有智慧。

现在可以开始了。在这里，和你一起。

致　谢

　　这本书是许多杰出人士头脑和心智的产物，他们的努力、见解和贡献是我非常依赖的。我非常感谢几位年轻的同事，如果没有他们，这项工作就不可能完成：加州大学圣地亚哥分校 Ellen E. Lee 医学博士，Barton W. Palmer 博士，和科罗拉多州立大学 Michael L. Thomas 博士。我也有幸与加州大学圣地亚哥分校的许多其他同事共同撰写了无数关于智慧和相关主题的论文，有 Katherine J. Bangen 博士，Rebecca E. Daly 理学学士，Colin A. Depp 博士，Emily C.Edmonds 博士，Graham S.Eglit 博士，Lisa T.Eyle 博士，Danielle K. Glorioso 社会工作硕士，Sarah A. Graham 博士，Jamie Joseph 博士，A'verria S. Martin 博士，Thomas W. Meeks 医学博士，Lori P. Montross 博士，Alejandra Morlett Paredes 博士，Tanya T. Nguyen 博士，Lawrence A. Palinkas 博士，Martin P. Paulus 医学博士，Emily B. H. Treichler 博士，Xin M. Tu 博士，Elizabeth W. Twamley 博士，Ryan Van Patten 博士，还有 Douglas M. Ziedonis 医学博士。此外，我还要感谢罗马大学 Salvatore Di Somma 博士，约翰斯·霍普金斯大学 James C. Harris 博士，IBM 研究中心的 Ho-Cheol Kim 博士，还有哈佛大学 Ipsit V. Vahia 医学博士的帮助。

　　若我不强调几位更广阔的科学界中的领导者和合作者，就是我的疏忽了。其中许多人也是我亲密的朋友，特别是 Dan Blazer，医学硕士、博士、公共卫生硕士，杜克大学的荣誉教授和前院长；Howard

Nusbaum 博士，芝加哥大学教授兼实用智慧中心主任；Charles F. Reynolds Ⅲ 医学博士，匹兹堡大学医学院精神病学荣誉教授。我还要感谢哈佛大学医学院精神病学教授、医学博士 George Eman Vaillant；Bruce Miller，医学博士，加州大学旧金山分校神经病学教授；Monika Ardelt 博士，佛罗里达大学社会学教授；Igor Grossmann 博士，加拿大滑铁卢大学副教授；Judith Glück 博士，奥地利克拉根福大学发展心理学教授；Robert Sternberg 博士，康奈尔大学人类发展专业教授；以及圣路易斯华盛顿大学精神病学和遗传学教授，医学博士，C. Robert Cloninger。

　　每一本书背后都有一个故事，以及一系列人物，都对书的创作和成功至关重要。我们对他们所有人的谢意是真诚、永无止境的：Heather Jackson，我们杰出的作家代理人，面对了许多意想不到的挑战；Sounds True 的编辑主任 Haven Iverson，在这本书中看到了希望，并很快地实现了它；Leslie Brown，本书的执行生产编辑，负责监督制作过程；Marjorie Woodall，感谢她敏锐的文案编辑能力；Dan Farley，感谢他早期的建议和指导；Paula K. Smith，感谢她每天不断的支持；还有加州大学圣地亚哥分校健康科学副校长 David A.Brenner 医学博士和研究副校长 Sandra A. Brown 博士，感谢他们在科学和行政方面的领导力，以及对研究基础设施的支持，使我们的工作得以开展。

　　最后，但同样重要的是，我们要向我们的家人和朋友表达我们永远的感谢！感谢他们的善良、爱意、耐心和陪伴！

名词对照表

（以汉语拼音为序）

《1972 年教育修正案》第九条	*Title IX*
《爱，上帝和神经元》	*Love, God and Neurons*
《薄伽梵歌》	*Bhagavad Gita*
《查理和巧克力工厂》	*Charlie and the Chocolate Factory*
《成人发展杂志》	*Journal of Adult Development*
《赤道漫游记》	*Following the Equator*
《慈经》	*Karaniya Metta Sutta*
《大脑皮质》	*Cerebral Cortex*
《大西洋月刊》	*The Atlantic*
《道林·格雷的肖像》	*The Picture of Dorian Gray*
《冬日里的夏日印象》	*Winter Notes on Summer Impressions*
《菲尼亚斯·盖奇的回归：有关著名患者头骨中大脑的线索》	*The Return of Phineas Gage: Clues About the Brain from the Skull of a Famous Patient*
《孤独传》	*A Biography of Loneliness*
《国际神经心理学会期刊》	*Journal of the International Neuropsychological Society*
《华尔街沉思录》	*Meditations in Wall Street*
《击掌为盟》	*High Five*
《积极精神病学》	*Positive Psychiatry*

《精灵鼠小弟》	*Stuart Little*
《精神病学》	*Psychiatry*
《精神病学研究杂志》	*Journal of Psychiatric Research*
《精神障碍诊断和统计手册》	*Diagnostic and Statistical Manual of Mental Disorders*
《科学》	*Science*
《科学美国人》	*Scientific American*
《老年学杂志》	*the Journals of Gerontology*
《利他的大脑》	*The Altruitic Brain*
《临床精神病学杂志》	*Journal of Clinical Psychiatry*
《论促进人类蓬勃生长》	*On the Promotion of Human Flourishing*
《论批评》	*An Essay on Criticism*
《美国国家科学院院刊》	*Proceedings of the National Academy of Sciences*
《美国人的成长》	*The Making of Americans*
《你的幸福曲线》	*Happiness Curve: Why Life Gets Better After 50*
《纽约客》	*The New Yorker*
《纽约时报》	*New York Times*
《疲惫的女人》	*The Exhausted Woman*
《人格与社会心理学杂志》	*Journal of Personality and Social Psychology*
《人类发展报告》	*Human Development Report, HDR*
《塞拜特》	*Sebayt*
《社会认知与情感神经科学》	*Journal Social Cognitive and Affective Neuroscience*

《神经病学、神经外科学和精神　the Journal of Neurology,
　病学杂志》　　　　　　　　　　　Neurosurgery and Psychiatry

《神经精神病学和临床神经科学　Journal of Neuropsychiatry and
　杂志》　　　　　　　　　　　　　Clinical Neurosciences

《神经影像学》　　　　　　　　NeuroImage

《神经元》　　　　　　　　　　Neuron

《消失的地平线》　　　　　　　Lost Horizon

《时代与成就》　　　　　　　　Age and Achievement

《史密森尼学会杂志》　　　　　Smithsonian Magazine

《苏菲的选择》　　　　　　　　Sophie's Choice

《苏格拉底的申辩》　　　　　　The Apology of Socrates

《速度：直面快速上瘾症——克　Speed: Facing Our Addiction to Fast
　服慢速恐惧症》　　　　　　　　and Faster ——and Overcoming
　　　　　　　　　　　　　　　　Our Fear of Slowing Down

《桃色血案》　　　　　　　　　Anatomy of a Murder

《天生变态》　　　　　　　　　The Psychopath Inside

《头脑特工队》　　　　　　　　Inside Out

《我有一个梦想》　　　　　　　I Have a Dream

《物种起源》　　　　　　　　　On the Origin of Species

《西区故事》　　　　　　　　　West Side Story

《夏洛的网》　　　　　　　　　Charlotte's Web

《星际迷航》　　　　　　　　　Star Trek

《宴会年代：1885 年至第一次世　The Banquet Years: The Origins of
　界大战期间法国前卫艺术的　　　the Avant-Garde in France—1885
　起源》　　　　　　　　　　　　to World War I

《窈窕奶爸》　　　　　　　　　Mrs. Doutfire

《一辈子做女孩》　　　　　　　Eat Pray Love

《医师参考》　　　　　　　　　Physician's Desk Reference

阿里尔·兰格	Ariel Lange
阿丽森·考普	Allison Kaup
阿洛伊斯·阿尔茨海默	Alois Alzheimer
阿娜伊斯·宁	Anaïs Nin
埃德·沙利文	Ed Sullivan
埃尔伯特·哈伯德	Elbert Hubbard
埃尔克·斯梅茨	Elke Smeets
埃里克·埃里克森	Erik H. Erikson
埃里克·内斯特勒	Eric Nestler
埃伦·兰格	Ellen Langer
埃米尔·涂尔干	Emile Durkheim
埃默里大学	Emory University
埃默森·普格	Emerson W. Pugh
埃塔·詹姆斯	Etta James
艾莉森·普雷斯顿	Alison Preston
艾琳·萨克斯	Elyn Saks
艾伦·格林	Alan Green
艾伦·图灵	Alan Turing
艾萨克·阿西莫夫	Isaac Asimov
艾伊莎·谢扎	Ayesha Sherzai
爱德华国王纪念医院	King Edward Memorial Hospital
安德鲁·奥斯瓦尔德	Andrew J. Oswald
安德鲁·格罗夫	Andrew Grove
安德鲁·纽伯格	Andrew Newberg
安娜·玛丽·罗伯逊·摩西	Anna Mary Robertson Moses
安妮·伦诺克斯	Annie Lennox
安托尼奥·达玛希奥	Antonio Damasio

成功老龄化评估	Successful Aging Evaluation, 简称 SAGE
成功衰老	aging successfully
承诺升级	escalation of commitment
达特茅斯学院盖塞尔医学院	Dartmouth's Geisel School of Medicine
大卫·珀金斯	David Perkins
大卫格芬医学院	David Geffen School of Medicine
大五人格模型	the Five-Factor Model
戴斯蒙德·福特	Desmond Ford
戴维·阿尔梅达	David Almeida
戴维·艾伦	David Allan
丹·布雷泽	Dan Blazer
丹尼·布罗尔	Danny Brower
丹尼尔·伯林	Daniel Berlyne
丹尼尔·丹尼特	Daniel Dennett
丹尼尔·戈尔曼	Daniel Goleman
丹尼斯·查尼	Dennis Charney
道格·拉尔森	Doug Larson
得克萨斯大学奥斯汀分校	University of Texas at Austin
德勤	Deloitte
德思考特	Dscout
德文郡	Devon
迪安·西蒙顿	Dean Simonton
迪帕克·乔普拉	Deepak Chopra
蒂姆·法戈	Tim Fargo
都柏林三一学院	Trinity College Dublin

格雷戈里·大卫·罗伯茨	Gregory David Roberts
格特鲁德·斯坦	Gertrude Stein
功能性磁共振成像	functional MRI（fMRI）
共情	empathy
孤独大臣	Minister for Loneliness
谷歌	Google
国际草地网球基金会	International Lawn Tennis Foundation
国际网球基金会	International Tennis Foundation
国家公共广播电台	National Public Radio
国民总幸福感	gross national happiness, GNH
哈尔·阿科维茨	Hal Arkowitz
哈佛大学陈曾熙公共卫生学院	Harvard T.H. Chan School of Public Health
哈佛大学教育学院	Harvard Graduate School of Education
哈罗德·库恩	Harold W. Kuhn
哈维·雷曼	Harvey Lehman
哈扎人	Hadza
海伦·凯勒	Helen Keller
海伦·翁	Helen Weng
海伦娜·克雷默	Helena Kraemer
汉内斯·施瓦特	Hannes Schwandt
贺拉斯	Horace
赫尔曼·黑塞	Hermann Hesse
赫特福德大学	University of Hertfordshire
黑兹尔·李	Hazel Lee
亨利·S. 哈斯金斯	Henry S. Haskins

亨利·古斯塔夫·莫莱森	Henry Gustav Molaison
华兹华斯	Wordsworth
滑铁卢大学	University of Waterloo
欢笑实验室	LaughLab
霍华德·努斯鲍姆	Howard Nusbaum
积极精神病学	positive psychiatry
积极心理学	positive psychology
基蒂·杜卡基斯	Kitty Dukakis
基兰	Kiran
基于正念的减压	mindfulness-based stress reduction, MBSR
记忆与衰老研究中心	Memory and Aging Center
加的夫大学	Cardiff University
加州大学戴维斯分校	University of California, Davis
加州大学圣地亚哥分校医学院	University of California San Diego School of Medicine
加州大学圣地亚哥分校同意能力简明评估	University of California San Diego Brief Assessment of Capacity to Consent
加州大学圣地亚哥分校人工智能健康生活中心	Artificial Intelligence for Healthy Living Center at UC San Diego
加州理工学院	California Institute of Technology, Caltech
加州州立大学多明格斯山分校	California State University Dominguez Hills
家庭过渡项目	Family Transitions Project
贾努科夫斯基 – 哈特利	Fraser A.Januchowski-Hartley
健康自评	Self-rated health

克林特·伊斯特伍德	Clint Eastwood
肯·布兰查德	Ken Blanchard
肯尼斯·德伍斯特	Kenneth Dewhurst
快乐原则和现实原则	principles of pleasure and reality
奎迈·安东尼·阿皮亚	Kwame Anthony Appiah
拉芬森	S.B.Rafnsson
拉特兰 – 伯灵顿铁路	Rutland and Burlington Railroad
兰德·康格尔	Rand Conger
兰卡斯特大学	Lancaster University
劳拉·卡斯滕森	Laura Carstensen
雷吉·杰克逊	Reggie Jackson
黎巴嫩镇	Lebanon
里克·汉森	Rick Hanson
理查德·怀斯曼	Richard Wiseman
丽莎·艾勒	Lisa Eyler
利他	altruism
利他大脑理论	altruistic brain theory
利他林	Ritalin
利物浦大学	Liverpool University
莉莎·艾勒	Lisa Eyler
林恩·哈舍	Lynn Hasher
林肯纪念堂	Lincoln Memorial
灵性神经科学	spiritual neuroscience
颅内镜	cranioscopy
路易莎·梅·奥尔科特	Louisa May Alcott
路易丝·布尔乔亚	Louise Bourgeois
吕齐乌斯·安涅·塞涅卡	Lucius Annaeus Seneca

伦敦玛丽女王大学	Queen Mary University of London
伦敦政治经济学院	London School of Economics and Political Science
罗伯·奈特	Rob Knight
罗伯特·海因莱因	Robert A. Heinlein
罗伯特·斯腾伯格	Robert Sternberg
罗尔德·达尔	Roald Dahl
罗杰·沙塔克	Roger Shattuck
罗马大学	Sapienza University of Rome
洛克菲勒大学	Rockefeller University
马德琳·英格	Madeleine l'Ngle
马丁·E. P. 塞利格曼	Martine E. P. Seligman
马丁·塞利格曼	Martin Seligman
马丁·路德·金	Martin Luther King Jr.
马尔莉·J.	Marlee J.
马克·吐温	Mark Twain
马克·扎克伯格	Mark Zuckerberg
马克斯·普朗克人类发展研究所	Max Planck Institute for Human Development
马克斯·普朗克研究所	Max Planck Institute
马萨诸塞大学	University of Massachusetts
马塞尔·帕尼奥尔	Marcel Pagnol
马瑟研究所	Mather Institute
马斯特里赫特大学	Maastricht University
马修·里卡德	Matthieu Ricard
玛格丽特	Margret Baltes
玛格丽特·艾莉森·卡托	Margaret Allison Cato

玛莉亚·杰克逊	Mahalia Jackson
迈克·麦金太尔	Mike McIntyre
迈克尔·布隆伯格	Michael Bloomberg
迈克尔·杜卡基斯	Michael Dukakis
迈克尔·托马塞洛	Michael Tomasello
迈克尔·托马斯	Michael L.Thomas（Michael Thomas）
麦克阿瑟奖学金	MacArthur Fellowship
曼詹姆斯·E.福斯特	Manjames E. Faust
猫王	Elvis Presley
矛盾历程理论	ironic process theory
梅丽尔·斯特里普	Meryl Streep
美国国家心理健康研究所	National Institute of Mental Health
美国国家医学图书馆	National Library of Medicine
美国国家医学院	National Academy of Medicine
美国国家杂志奖	National Magazine Award
美国国立卫生研究院	National Institutes of Health , NIH
美国精神医学会	American Psychiatric Association, APA
美国汽车协会	American Automobile Association
美国医疗保健研究与质量机构	US Agency for Healthcare Research and Quality
美国医学研究所	Institute of Medicine, IOM
美国有线电视新闻网专题频道	CNN Features
米尔恰·伊利亚德	Mircea Eliade
密歇根大学	University of Michigan
莫达非尼	Modafinil

莫妮卡·阿德尔特	Monika Ardelt
纳尔逊·曼德拉	Nelson Mandela
奈杰尔·塔布斯	Nigel Tubbs
男性更年期	andropause
南加州大学	University of Southern California
内侧前额叶皮质	medial prefrontal cortex
内稳态	homeostasis
尼尔斯·玻尔	Niels Bohr
尼古拉·特斯拉	Nikola Tesla
尼鲁姆	Neelum
尼夏尔	Nischal
牛津大学	Oxford University
纽约大学	New York University
纽约西奈山伊坎医学院	Icahn School of Medicine at Mount Sinai in New York
女性健康行动	women's Health Initiative
诺拉·琼斯	Norah Jones
欧里庇得斯	Euripides
欧文·阿克内希特	Erwin Ackerknecht
帕德斯人道主义精神健康奖	Pardes Humanitarian Prize in Mental Health
帕斯卡·加尼厄	Pascal Gagneux
佩里·科莫	Perry Como
蓬勃生长	flourish
皮尤研究中心	Pew Research Center
匹兹堡大学	University of Pittsburgh
普林斯顿大学数学系大楼	Fine Hall

普亚	pooja
前额叶皮质	prefrontal cortex
乔·卡巴金	Jon Kabat-Zinn
乔达摩·悉达多	Siddhartha Gautama
乔恩·米查姆	Jon Meacham
乔纳森·劳赫	Jonathan Rauch
乔治·H. W. 布什	George H.W.Bush
乔治·维兰特	George Vaillant
乔治·埃曼·维兰特	George Eman Vaillant
乔治·克里斯托弗·威廉姆斯	George Christopher Williams
乔治·洛文斯坦	George Loewenstein
切斯利·萨利·萨伦伯格三世	Chesley Sully Sullenberger Ⅲ
情绪	emotions
情绪辩证	emotional dialecticism
情绪调节	emotional Regulation
情绪分化	emotional differentiation
情绪效价	emotional valence
琼·埃里克森	Joan Erikson
琼·哈利法克斯	Joan Halifax
人工智慧	artificial wisdom, AW
人工智能	artificial intelligence, AI
人类发展指数	Human Development Index, HDI
仁慈冥想	loving-kindness meditation, LKM
认知	cognition
韧性	resilience
日野原重明	Shigeaki Hinohara
儒勒·凡尔纳	Jules Verne

萨霍吉特·罗伊	Subhojit Roy
萨曼莎·博德曼	Samantha Boardman
萨诺伯·汗	Sanober Khan
塞思·戈登·桑德达斯医学院	Seth Gordhandas Sunderdas Medical College
三维智慧量表	Three-Dimensional Wisdom Scale
沙法丽	Shafali
沙龙·布鲁斯	Sharon Brous
莎士比亚	Shakespeare
社会同情	societal compassion
社会智慧	societal wisdom
神经典型人群	neurotypicals
神经化学	neurochemistry
神经回路	neurocircuitry
神经解剖学	neuroanatomy
神经神学	neurotheology
神经生物学	neurobiology
神经营养素	neurotrophins
圣地亚哥退伍军人事务医疗保健系统	San Diego Veterans Affairs Healthcare System
圣地亚哥县	San Diego County
实践智慧	practical wisdom
史蒂芬·平克	Steven Pinker
史蒂夫·马丁	Steve Martin
史蒂文·索思威克	Steven Southwick
斯波克	Spock
斯蒂芬妮·布朗	Stephanie Brown

斯科特·利林菲尔德	Scott Lilienfeld
斯泰因老龄研究所	Stein Institute for Research on Aging
斯坦福 – 比奈量表	Stanford-Binet scale
斯坦福大学	Stanford University
斯坦尼斯拉夫·耶夫格拉福维奇·彼得罗夫	Stanislav Yevgrafovich Petrov
四新生	the Four Freshmen
索尔克学院人类起源论学术研究与培训中心	Salk Institute Center for Academic Research and Training in Anthropogeny
索菲亚	Sophia
索那丽	Sonali
塔拉·格伦沃尔德	Tara Gruenewald
塔妮亚·辛格	Tania Singer
泰勒·范德维尔	Tyler VanderWeele
唐纳德·普法夫	Donald Pfaff
特蕾莎修女	Mother Teresa
特丽·阿普特	Terri Apter
提升你韧性	Raise Your Resilience, RYR
替代性创伤后成长	vicarious post-traumatic growth
同情	compassion
推特	Twitter
托马斯·阿奎那	Thomas Aquinas
托马斯·潘恩	Thomas Paine
托马斯·特雷·米克斯	Thomas Trey Meeks
托尼·罗莫	Tony Romo
瓦肯人	Vulcan

威尔·康奈尔医学院 Weill Cornell Medicine

威尔·罗杰斯 Will Rogers

威尔弗里德·劳瑞尔大学 Wilfrid Laurier University

威尔特·张伯伦 Wilt Chamberlain

威廉·卡彭特 William Carpenter

威廉·斯泰伦 William Styron

威廉·詹姆斯 William James

威斯康星大学麦迪逊分校 University of Wisconsin-Madison

韦尔·狄雷米 Wael Al-Delaimy

韦尼克区 Wernicke's area

韦氏成人智力量表 Wechsler Adult Intelligence Scale（WAIS）

维托尔德·戈姆布劳维奇 Witold Gombrowicz

维维安·克莱顿 Vivian Clayton

温哥华兰加拉学院 Langara College in Vancouver

温斯顿·丘吉尔 Winston Churchill

稳态 homeostasis

我们不是为活在当下而生 We Aren't Built to Live in the Moment

沃尔特·米歇尔 Walter Mischel

乌苏拉·M.斯塔丁格 Ursula M. Staudinger

伍迪艾伦 Woody Allen

西尔维娅·娜萨 Sylvia Nasar

西格蒙德·弗洛伊德 Sigmund Freud

西兰托海岸 Cilento coast

西联公司 Western Union

希利·马科斯阿尔茨海默病研究中心 Shiley-Marcos Alzheimer's Disease Research Center

约翰·艾伦·保罗	John Allen Paulos
约翰·达雷尔·范·霍恩	John Darrell Van Horn
约翰·蒂尔尼	John Tierney
约翰·杜威	John Dewey
约翰·哈罗	John M. Harlow
约翰·赫尔曼	Johann Hermann
约翰·卡尔·弗鲁格尔	John Carl Flugel
约翰·麦卡锡	John McCarthy
约翰·纳什	John Nash
约翰尼·尤尼塔斯	Johnny Unitas
约翰斯·霍普金斯大学	Johns Hopkins University
扎克·凯尔姆	Zak Kelm
詹姆斯·比伦	James E. Birren（James Birren）
詹姆斯·法隆	James Fallon
詹姆斯·斯图尔特	Jimmy Stewart
詹姆斯·沃默	James Womer
詹姆斯·希尔顿	James Hilton
詹妮弗·沃尔特	Jennifer Walter
芝加哥大学	University of Chicago
智慧计划	The Wisdom Project
智慧与文化实验室	Wisdom and Culture Lab
智慧箴言	Word of Wisdom
众益科学中心	Greater Good Science Center
朱迪思·格鲁克	Judith Glück
自我关怀	self-compassion
自我肯定	self-affirmation
左旋多巴	levodopa